"十二五"国家重点图书出版规划项目

中医优势治疗技术丛书

◆ 总主编 周 然 张俊龙

药 枕

编著 成金枝

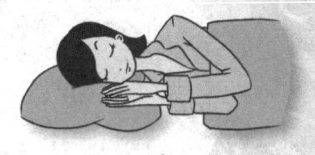

科学出版社

北京

内 容 简 介

药枕技术是中医独具特色的优势技术，属中医外治法范畴，具有疗效显著、简便易行、经济实惠、副作用少、应用广泛的特点。既可防病治疗，又可保健康寿。全书力求重点突出，简便实用，主要介绍了药枕技术的基本知识、操作方法及在常见疾病中的具体运用。

本书图文并茂，深入浅出，适用于广大基层医生、医学爱好者及家庭自疗者查阅参考。

图书在版编目（CIP）数据

药枕／成金枝编著．—北京：科学出版社，2014.4
（中医优势治疗技术丛书／周　然，张俊龙主编）
ISBN 978-7-03-040252-3

Ⅰ. 药… Ⅱ. 成… Ⅲ. 药物疗法　Ⅳ. R244.9

中国版本图书馆 CIP 数据核字（2014）第 050150 号

责任编辑：郭海燕　曹丽英／责任校对：李　影
责任印制：赵　博／封面设计：王　浩
绘图：北京眺艺企业形象策划工作室

科 学 出 版 社 出版
北京东黄城根北街 16 号
邮政编码：100717
http://www.sciencep.com

北京富资园科技发展有限公司印刷
科学出版社发行　各地新华书店经销

*

2014 年 4 月第　一　版　开本：720×1000　1/16
2024 年 8 月第十二次印刷　印张：10 3/4
字数：199 000

定价：35.00 元
（如有印装质量问题，我社负责调换）

《中医优势治疗技术丛书》
总编委会

总 主 编　周　然　张俊龙

副总主编　张　波　冀来喜　郭　蕾　施怀生　田岳凤
　　　　　　赵建平　雷　鸣

成　　员　（按姓氏笔画排序）

于晓强　王　军　王玉璧　王海军　韦　玲
毋桂花　成金枝　乔之龙　乔云英　任剑锋
刘　宁　闫川慧　关　芳　许凯霞　芦　玥
李　莉　李　蕾　李希贤　李建仲　李钦青
李晓亮　杨俊刚　吴秋玲　张卫东　张天生
张斌仁　陈筱云　武峻艳　金晓飞　孟立强
赵　琼　侯玉铎　贺文彬　贺振中　袁　叶
柴金苗　高海宁　曹玉霞　葛惠玲　韩国伟
程艳婷　焦黎明　窦志芳　樊凯芳

总 前 言

中医学历经几千年的发展，形成了独特的理论体系和完善的治疗技术体系。其治疗技术体系大体分为两类，一为遣方用药。它被作为中医治疗疾病的主体方法。时至今日，我们中医临床工作者诊疗疾病多处方开药，人民群众也多选择服用汤丸膏散等内服药物祛病疗疾。概因理法方药为中医辨证论治体系的高度概括。二为中医优势技术。翻开一部中医学的发展简史，我们不难看到，人们在经历了长期的无数次实践以后，早在新石器时代，就已经会运用针法、灸法、按摩术、止血法这些原始的、朴素的、简单的医疗技术。从砭石到九针，从针刺到药物贴敷，从神农尝百草到丸散膏丹汤饮酒露的制剂技术，从推拿正骨手法到小夹板的应用，这些都是时代的创造、医家的发明，都是当时社会发展条件下的医学领域的领先技术。经过历代医家的不懈努力和探索，这些技术内容丰富、范围广泛、历史悠久，体现了其临床疗效确切、预防保健作用独特、治疗方式灵活、费用比较低廉的特点，传承着中医学的精髓和特色。

这些优势技术或散见于民间，或零散于古籍记录，或濒临失传，面临着传承和弘扬的两大难题。2009年，国务院出台的《关于扶持和促进中医药事业发展的若干意见》中就强调指出："老中医药专家很多学术思想和经验得不到传承，一些特色诊疗技术、方法濒临失传，中医药理论和技术方法创新不足。"也有专家痛心疾首地指出，"近年来，中医药特色优势淡化，手法复位、小夹板等'简、便、验、廉'的诊疗手段逐渐消失或失传。"由此可见，传承、发展并不断创新中医技术迫在眉睫、刻不容缓。

近年来的医改实践证明，中医药在满足群众医疗保健需求、减缓医药费用上涨、减轻患者和医保负担等方面发挥了很好的作用，缓解了群众看病就医问题，放大了医改的惠民效果。人民群众对中医药感情深厚、高度

总前言

信赖，中医药作为一种文化已经深深地渗入中国百姓的日常生活当中。中医的一些技术特别是非药物方法，普通百姓易于接受、也易于掌握使用，可获得性强，适用于广大人民群众的养生保健和疾病治疗，很多人自觉不自觉地运用中医药的理念和优势技术进行养身健体、防治疾病。

传承和发展中医药技术是每一名中医药人的使命担当。正如国医大师邓铁涛教授所说："中医之振兴，有赖于新技术革命；中医之飞跃发展，又将推动世界新技术革命"。我们山西中医学院将学科发展的主攻方向紧紧锁定中医药技术创新，不断深化学科内涵建设，凝练学科研究方向，组建优势技术创新研发团队，致力于中医药技术的研究、开发、规范制定和应用推广，以期推动中医药技术的创新和革命，为人民群众提供更多的中医药技术储备和技术应用。

因此，我们组织既有丰富临床经验，又有较高理论素养的专家学者，编写了这套《中医优势治疗技术丛书》。丛书以中医优势治疗技术为主线，依据西医或中医的疾病分类方法，选取临床上常见病、多发病为研究对象，突出每一种优势技术在针对这些常见病、多发病治疗时的操作规程，旨在突出每一项技术在临床实践中的知识性、实用性和科学性。

这套丛书既是国家"十二五"科技支撑计划分课题"基层卫生适宜技术标准体系和评估体系的构建及信息平台建设研究和示范应用"、国家中医药管理局重点学科"中医治疗技术工程学"和山西省特色重点学科"中医学优势治疗技术创新研究"的阶段性研究成果，也是我们深入挖掘、整理中医药技术的初步探索，希望能够指导基层医疗卫生机构和技术人员临床操作，方便中医药技术爱好者和家庭自疗者参考使用。

2014年3月

目　录

上篇　药枕技术概论

1　药枕技术的学术源流 …………………………………… (2)
2　药枕技术的基本原理 …………………………………… (4)
3　药枕的制备 ……………………………………………… (7)
4　药枕的适应证和不适人群 ……………………………… (9)
5　药枕的治病优势和使用注意事项 ……………………… (10)
6　药枕技术的异常反应及处理 …………………………… (12)

下篇　药枕技术的临床应用

1　感冒 ……………………………………………………… (16)
2　咳嗽 ……………………………………………………… (23)
3　喘证 ……………………………………………………… (30)
4　鼻炎 ……………………………………………………… (37)
5　自汗、盗汗 ……………………………………………… (44)
6　心悸 ……………………………………………………… (48)
7　高血压病 ………………………………………………… (55)
8　失眠 ……………………………………………………… (64)
9　健忘 ……………………………………………………… (72)
10　郁证 …………………………………………………… (81)
11　胃痛 …………………………………………………… (88)
12　呃逆 …………………………………………………… (96)
13　头痛 …………………………………………………… (103)
14　眩晕 …………………………………………………… (110)
15　阳痿 …………………………………………………… (119)
16　遗精 …………………………………………………… (127)
17　肥胖 …………………………………………………… (133)
18　少白发 ………………………………………………… (143)
19　黄褐斑 ………………………………………………… (150)
20　颈椎病 ………………………………………………… (155)

上篇

药枕技术概论

1 药枕技术的学术源流

1.1 药枕疗法的定义

药枕疗法是将具有芳香开窍、镇静安神、活血通脉、益智醒脑、和调阴阳、调养脏腑等作用的药物经过炮制之后,置于枕芯之中,或浸在枕套之中,或直接做成睡枕,令人在睡卧之时枕之,用以防治疾病和延寿抗衰的一种自然疗法。现代人将电磁学技术引入到枕疗之中,制成电磁疗药枕,不仅洁净卫生,而且方便耐用,丰富了传统药枕疗法的内容。

1.2 药枕技术的历史沿革

经大量资料考证,药枕疗法是华夏祖先的创举,目前已知最早的是我国西汉马王堆一号墓出土的"香枕"。药枕(图1)在我国民间有着悠久的历史,并且得到了历代医药学家、养生家的关注与重视。传统中医古典医籍《黄帝内经》、《伤寒杂病论》等名著中有关药浴、熨、药摩等疗法的记述为后世药枕的研制奠定了基础。

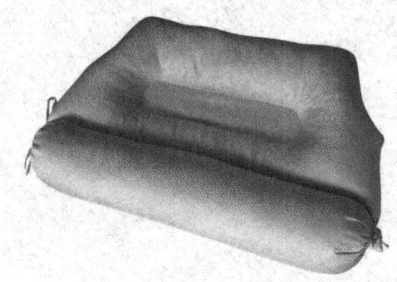

添加多种中药材的枕头
图1 药枕

《素问·上古无真论》云:"上古之人,其知道者,法于阴阳,和于术数,食饮有节,起居有常,不妄作劳,故能形与神俱,而尽终其天年,度百岁乃去。"《素问·四气调神大论》云:"圣人不治已病治未病……,夫病已成而后药之……,犹如渴而穿井,斗而铸锥。"可见我们的先祖非常讲究养生和防病,而药枕是养生和防病的重要手段。在古代,我国大部分地区都有使用药枕的习惯,无论是神仙还是寿星,因使用药枕长寿的有典可查的案例不胜枚举。从传说中的王母娘娘、黄帝、彭祖到李耳、秦始皇、汉武帝、华佗、孙思邈、陆游、杨济时等人,古书上都有他们长期使用药枕的记载。历代医家将药枕应用于临床及生活中也收到了很好的效果。

早在晋代葛洪《肘后备急方》中就有将大豆装入枕中,治成豆枕,用以治疗失眠患者的记载。书中还记载了当时的人们选取青木香、麝香、犀角、虎头等药物制成药枕应用于临床。

唐宋时期，随着传统医学的不断发展，药枕疗法也有了一定的进步。唐代药王孙思邈的《千金要方》载有"治头项强，不得四顾方，蒸好大豆一斗，令变色，内囊中枕之"。宋代养生家蒲虔贯在《保生要录》中写道："蔓荆子八分，甘菊花八分，细辛六分，吴白芷六分，其合形亦如枕。"常枕此枕，可以治疗感冒、鼻塞、目眩、头风等。宋代有许多文人墨客也非常推崇药枕。宋代文学家黄庭坚在诗中写道："名字因壶酒，风流付枕帏（将香花缝入布囊中的枕头）"；"风流彻骨成春酒，梦寐宜人入枕囊。"苏东坡诗中云："暂借藤床与瓦枕，莫教孤负竹风凉。"韩驹诗曰："藤床瓦枕快清风，破闷文书亦漫供。"瓦枕就是陶制的枕头，当是宋代最普通的睡枕。

元、明、清时期，药枕的应用更加普遍、完善。元代马祖常诗云："半夜归心三径远，一囊秋色四屏香。"明代大医药家李时珍在《本草纲目》中载有绿豆枕、吴萸枕、决明菊花枕、蚕沙枕等多首枕疗方剂并且将其用于临床。其中，蚕沙枕对防治高血压病、颈椎病、失眠、头痛疗效显著。到了清代，药枕疗法达到了一定的高度。清代吴尚先《理瀹骈文》中记有"健身丁公枕"，可以"疗百病，延年益寿"。该书中提出的"外治之理即内治之理，外治之药即内治之药，所异者法耳"、"须知外治者，气血流通即使补"等外治理论对药枕疗法的发展做出了不可磨灭的贡献；并且针对脑痛、小儿丹毒、项强、头风头痛、梦魇等多种病证创制了桃叶枕、蝉衣枕、决明枕、荆芥黑豆枕等多首枕方。著名文人曹庭栋在《老老恒言》中旁征博引，论述了枕之高低、长短、温凉等对人体生理病理的影响。书中收集了多种药枕，如磁枕、藤枕、竹枕等，发现了药枕的多种用途，摘选绿豆皮枕、茶叶枕、菊花枕、通草枕、磁石枕等多首药枕方。除此之外，陆锦燧辑的《鲟溪外治方选》等医籍中也有关于药枕的记载。

近年来，医学科学研究日益发展，随着医学模式的改变，药枕疗法这一绿色自然疗法更加受人们重视。随着我国对中医、中药不断地深入探索和研究，在历代养生家所创制的药枕疗法的基础上，结合药理实验和现代电磁学理论，品种繁多的"药枕"应运而生。药枕使用简单、方便、安全，为广大人民群众的防病治疗、保健康寿方面做出了不可磨灭的贡献。

2 药枕技术的基本原理

药枕疗法主要依据于中医学的整体观理论和生物全息论观点，强调人体内外环境的协调统一，将生理活性较强的走经窜络、芳香开窍、生猛透骨燥烈、气味俱厚为主的药物饮片碎断或研粗末，利用药物的挥发性及其所形成的药理环境对使用者形成良性刺激，包括枕质、枕形、药物气味等多方面形成的综合环境，通过刺激皮肤、经络腧穴、孔窍等部位以发挥其调和气血、疏通经络、清利头目、镇静安神、益智醒脑等作用，使失去平衡的脏腑阴阳得以重新调整和改善，从而促进机体功能的恢复，达到治病的目的。经曰："虽治在外，无殊治在内也"，"头为诸阳之会"，"头为精明之府"。气血皆上聚于头部，头与全身经络腧穴紧密相连，因为头部是许多经络起止之处，人体的手足阳经均在头部交接，且督脉等都汇聚到头部。其中足少阳胆经及手少阳三焦经循行头侧后部，皆入络于脑。足太阳膀胱经及督脉通贯头顶，当它们循行到后项时，皆入络于脑。督脉能总领诸阳经，从而使各条经脉都保持与脑的紧密联系。睡眠时枕位于头项部，作用于局部的经络及几十个穴位，尤其是风府、哑门、风池、天柱、大椎、头针区、颈夹脊及皮肤等有按摩及经穴效应，头颈部的体温使枕内药物的有效成分缓慢而持久地发散出来，药物的香味淡而不薄，清而不浊，散而不走，久而不厚，长时间作用于头部经络腧穴。枕中药物进入人体并发挥作用主要是通过皮肤及鼻黏膜吸收和嗅神经传导等途径，药物中的有效成分可使机体组织器官起到双向调整作用。

现代医学证实，药枕中许多药物含大量挥发性物质，可直接作用于局部皮肤黏膜，起到消炎杀菌、镇静止痛、扩张血管、健脑增智的作用。如鱼腥草、金银花、大蒜等的挥发油对金黄色葡萄球菌等有显著抑制作用；黄花杜鹃、满山红、百里香等芳香植物的挥发油有镇咳、祛痰、平喘等作用。除此之外，药枕气味芳香，助人入眠，能调节大脑皮质高级中枢活动，促进脑组织血氧供应，延缓脑细胞衰老过程，调节心血管功能状态（包括血压等）及微循环状态，调动机体的潜在能力，增强免疫功能。这种通过经络穴位系统、神经反射等多方面、多途径的良性调节，潜移默化地进行治疗，直达病所，最终达到闻香祛病的目的。

2.1 局部皮肤的接触吸收作用

人体与药枕直接接触的部位是后脑勺以下至大椎穴部位。枕芯里的药物直接刺激该部位的皮肤。局部给药对皮肤的生理变化研究表明，药物经过皮肤透入吸收包括两方面，即"吸收性"和"穿透性"。

主要途径：①通过动脉通道。角质层转运（包括细胞内扩散细胞间扩散）和表皮深层转运吸收，药物可以通过一个或多个途径进入血液循环，并加快药物的运转和利用。吸收过程以匀速的稳态扩散入血，这种入血方式递增相对均匀，浓度比较恒定；药物作用于局部后能通过神经、体液而调节神经、免疫、内分泌系统，产生刺激效应，达到治疗效果，从而改善组织器官的功能活动；②附属于皮肤的汗腺、毛囊、皮脂腺也是药物透入吸收的通道。在治疗各种疾病的不同药枕中，大多要加入一些芳香化湿、辛香走窜、挥发性较强的中药，如冰片、木香、丁香等，而这类药物可使皮质类固醇穿透皮肤能力提高 5~8 倍，并且辛香之味的药物所含挥发油有较高的蒸气压，使药物的气味在蒸气压作用下形成高浓度梯度，进而使一些脂溶性药物单纯性扩散进入体内，而一些非脂溶性药物也可通过体表，创造了易化扩散的先决条件。

2.2 药物刺激经络传导与穴位外敏放大效应

经络是一个多层次、多功能、多形态的调控系统，为人体"真气"流通之道，具有运行气血、濡养全身、抗御外邪、保卫机体、贯通百脉的作用。颈椎及后脑勺是任脉所经之处，任督二脉相表里，并在口齿部相连接，经气相贯，内连五脏六腑，外络四肢百骸、五官九窍、皮肉筋膜。经络的沟通和人体的整体活动，使人体上下内外保持协调统一，而药枕通过刺激渗透，直接进入经络，循行经脉，使气血运行，改善了脏腑功能，并发挥归经功效，使药物直达靶组织，促进人体内部生理功能趋于正常。药枕接触的大椎、风池、风府、百劳等穴位，有直接接受药枕内释放的药物分子的能力；所谓穴位外敏放大效应，是指经穴的感传自身存在着一种独特的生理放大效应，即给予经穴小剂量的刺激，可以起到相当大的治疗作用。这与经络系统有关。有学者报道，穴位对药物有特殊的亲和力，颈椎部位用药所含的生物活性，可以直接影响受体作用。药物易透入穴位，且气味浓度较高，可以激发经气、疏通经络、调整气血。同时又可弥散全身，发挥药物与穴位的双重作用，从而达到治疗目的。穴位和经络作为载体和通道有别于血管与血液。穴位的刺激因子可以转化为一种生物效能，由经络循行传导，将药物直接运送到相关部位或组织器官。法国奈克医院的观察也证实了药物进入穴位后，沿经络运行，并不扩散到经络周围以外的部位。

2.3 鼻腔的吸收作用

装入药枕的药物大都具有芳香走窜的特性,挥发性较强。因此,当人们睡眠中枕用时,挥发的药物分子就直接由鼻腔吸入。祖国医学理论认为,鼻为肺之窍,肺朝百脉,为诸经聚集流通处。据有关资料证实,鼻腔的黏膜面积为 $151cm^2$,黏膜下层毛细血管非常丰富。鼻黏膜上的纤毛可增加药物吸收的有效面积,特别是鼻黏膜具有多孔性、通透性很强的特点。睡眠时药枕内一些辛香走窜的药物分子不断地从枕内挥发释放出来,而通过鼻腔吸入,通过鼻黏膜的反射作用,刺激有关部位,使药物向血液和组织渗透并进入人体内循环,从而产生生理和治疗效应。另外部分药物分子经鼻吸入后可达到肺泡囊,也能很快吸收而起到全身治疗作用。

3 药枕的制备

3.1 药枕疗法的种类

虽然药枕疗法的种类繁多，但归纳起来不外乎以下6种。

1）布式药枕：即用纱布、棉布等包裹药物，制成药枕（图2）。特点是暖、软、寿命短，药物容易破损和挥发。

2）木式硬枕：以木质材料制成枕框，中空、四周留有许多孔隙，外以棉布包裹，可将药物放在木芯中的一种药枕。也有人用竹片或藤质材料编制成枕框，里面再装枕芯（图3）。特点是性凉质硬、使用时间较长，并且能储藏其他物品，一物多用。

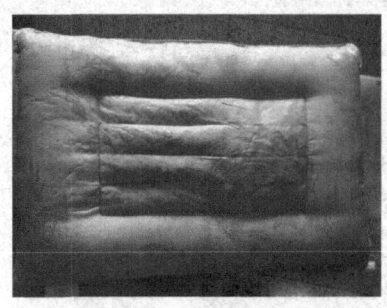
图2 布式药枕

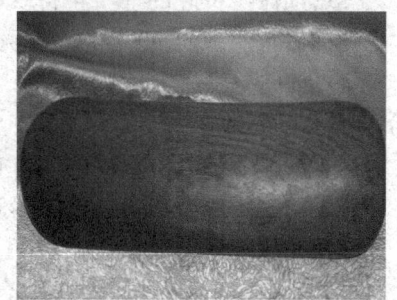
图3 木式硬枕

3）石式硬枕：即选用有治疗作用的石块、陶瓷等，磨成枕形，令人睡觉时枕上（图4）。唐代陈藏器《本草拾遗》说："玉作枕，除鬼魇。"

4）电磁疗枕：即在传统药枕基础上加入现代电子技术，从而增加了电磁疗的作用。

5）书枕：又称纸枕。即以书纸、宣纸等纸卷成圆形、粗如小碗，共3卷，按"品"字形相叠，束缚成枕，令人睡觉时枕上。清代高濂《遵生八笺·起居安乐笺》有记载。

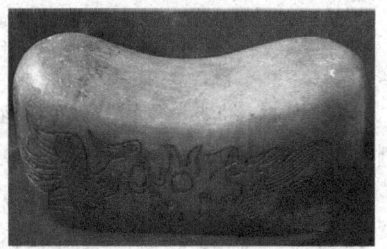
图4 石式硬枕

6）囊式药枕：又称软式药枕。也就是将药物或温水、或凉水装入囊袋中，令病人枕在上面的一种药枕，临床不常用。

以上药枕中，临床上和生活中最常用的是布式药枕，所以本书所讲的药枕多属此类。

3.2 药枕的制备

闻香味能治病，在我国早有记载，三国时代的名医华佗就曾运用过香味疗法治病。他用花绸制成小巧玲珑的香囊，在囊里面装上麝香、丁香、檀香等药物，然后把香囊悬挂于室内，用以治疗肺结核、吐泻等疾病。

近年来，利用香味疗法治病更为普遍，特别是运用某些中草药做成药枕。睡觉时，一般在药枕下面垫一个普通枕，上面放药枕。

药枕主要有枕芯、枕套以及填充枕芯的中药材。它的制作也主要包括枕芯、枕套的选择、制作以及中药材的制备。

（1）枕芯、枕套的选择与制作

1）选择透气性能良好的棉质布料或丝绸面料做枕芯、枕套。

2）用纯棉白布制成长 43~40cm、宽 30~25cm（小儿则宜制成长 30cm、宽 20cm）、一端开口的枕套，备用。

（2）中药材的制备

1）根据不同体质的人、不同的病，在医师指导下选择不同的药物组成。

2）将鲜采的药物阴干，避免过多曝晒。

3）选择药把质地坚硬的矿物类、角质类药物打碎成小块如米粒大小，或剉成粉类；将根茎、本木、藤类药物等混合轧碎（以不成粉末为度）；花、叶类药物于晾晒后搓碎；冰麝等贵重药物直接入囊装枕，易挥发的结晶用纱布包裹，不需炮制。

4）用 100g 60 度的烈酒或乙醇均匀喷洒在药物上搅拌，再经日晒 60 分钟杀菌。

5）根类块质铺于下，枝叶药物填于中，花香之品覆其上，矿物、树胶放一侧。药物务须摊放平坦，枕面柔软，富有弹性。

6）将药物（每袋不少于 180g）装入备用的枕套后缝合开口。另用塑料布制成长 50cm、宽 35cm、一端开口的外套外罩的枕套，可装拉链拆闭袋口，即可使用。

4 药枕的适应证和不适人群

药枕疗法中所使用的药物可辨证选用，枕质、枕形亦可根据不同需求制作，具有药物治疗和皮肤、穴位刺激等综合作用。其中药物组成不同，功效不同，那么药枕的适应证就各异。

4.1 药枕疗法的适应证

1）药枕多选用芳香温通、活血化瘀类中药，或制成硬枕，刺激经络或腧穴，进以激发经络之气，促进感传，起到疏通经络、流畅气血等作用。适用于各种经络郁滞、气血不通、瘀血内停等病证。如颈椎病、郁证、胸痹心痛、麻木及各种痛证等。

2）药枕疗法可以调节微循环，促进血液循环，提高机体的免疫功能，维护机体内环境的稳定，纠正内分泌紊乱，从而增强机体的抗病能力，强壮真气，抗老防衰，延年益寿。主要用于各种慢性虚损性疾病，如神经性疾病、癌肿放疗、化疗后的体质虚弱，以及各种保健。

3）药枕疗法大多选用气味芳香和矿石类药物，芳香即能除秽开窍，"一窍开则百窍皆开"，气府开通，气机得以调节，诸病得以调治；矿石之品，多属镇坠，含有磁性成分，能够调节神经，养脑益智，消除脑疲劳，发挥更大的工作效率。故对五官科病证、神经衰弱及脑力劳动者的防病保健尤为适宜。

虽然药枕可以帮助治病，但一定要分清是保健药枕还是治病药枕。保健药枕可以长期枕，没有副作用（像装有蚕沙、菊花的枕头就属于保健枕）；装有治病中药的药枕用法不合适会伤身体，不能长期用。

4.2 药枕疗法的禁忌证

药枕疗法虽然没有禁忌证，但有些人并不适合用治病药枕。

1）过敏体质的人不宜使用治病药枕，因其接触到药枕，很可能使病情加重，还可能出现局部皮肤瘙痒、红疹、水疱等。

2）药枕有异味，长期接触某种味道会让一些人感到恶心，影响食欲，特别是有哮喘的人不适合用药枕。

3）颈部有特殊疾病的人也不适合使用药枕。

5 药枕的治病优势和使用注意事项

5.1 药枕的治病优势

药枕疗法属于中医外治法的一种，其之所以流传至今，经久不衰，深受广大群众的欢迎和医务界人士的重视，与其自身的特点密切相关。

1) 方法简便、容易推广：药枕疗法的制作、施治方法等都极其简便，只要在医护人员的指导下，根据病人的虚实寒热、表里上下证候，而辨证选用寒热温凉、酸苦甘辛咸淡的不同药物，略加炮炙，即能按要求加以制作。既可在医疗单位使用，也可在家庭中自疗。不受医疗条件和设备的限制，极易被广大群众所接受。

2) 经济实惠、节约药材：药枕疗法虽然一方中药量甚多，有的达几千克，貌似浪费，但药枕一方少则枕之2周，多则数月，乃至年余不等，平均合算起来每日用药量甚少。这不仅减轻了病人因中药饮片昂贵、煎药费时耗能等带来的经济负担，而且还节省药材，解决了一部分中药来源紧缺的大难题。有些病人还可因物施枕。如炒盐枕、黑豆枕等。这些物品均属家庭常备之物，探囊可取。

3) 施治广泛、疗效可靠：药枕疗法不仅方便易用，而且适用范围广泛，内科、外科、妇科、儿科、骨科、皮肤科、五官科等几乎所有的临床病证均可辨证使用枕疗，发挥其整体调节的综合作用。既能治病，又能防老抗衰。对于老幼体弱之人，攻补难施之时，或暂时禁服药物者，或服用药物困难者，尤为适宜。本法使用灵活，随证加减，且有可靠的临床疗效。

4) 安全无毒、副作用少：药枕疗法虽属外治法范畴，但它不是像脐疗、敷贴、淋洗、雾化吸入等外治法那样，使药物直接接触人体，故其药物吸收量少，基本上无毒性作用，安全可靠。枕形、枕质又因人而施，故副作用也较少。个别病人在使用过程中曾发现因药物刺激、血管过度扩张而出现头胀、头痛，也有些病人曾发生皮肤过敏反应，但一经停枕很快消失。

5) 密切观察、搭配他法：药枕疗法也有许多局限性，如针对性差、起效速度相对缓慢等，故对急性病、危重患者就当以其他治疗方法为主，适当配合本法，如静脉给药、针刺、口服、雾化吸入、熏洗等方法，以便迅速地控制病情，防止病势逆转。绝不可盲从于一法一方，只见树木而不见森林。另外，药枕方剂一经炮炙组合，即无法减除其中某味药，当慎重选药。

5.2 药枕的使用注意事项

由于药枕疗法存在制作方法和使用方法的局限性，故在临床上应用时不可盲目使用，而应该注意以下几点。

1) 药枕制作除特殊要求外，一般需选用透气性能良好的棉布或纱布做成枕芯，不用尼龙、化纤类布匹。药物一般不可潮湿，否则失效。

2) 要注意药物的摆放顺序。根类块质铺于下，枝叶药物填于中，花香之品覆其上，矿物、树胶放一侧。药物务须摊放平坦，这样做出来的药枕才能枕面柔软，富有弹性。

3) 药枕不使用时最好用塑料包封，防止有效成分散发，并置于阴凉干燥处，防止霉变。一般使用2~3周后，当置于阳光下晾晒1小时，以保持药枕枕形及药物的干燥度。

4) 药枕在枕前一般多要求病人松衣，饮一二口温开水，防止芳香类药物耗伤阴津。并要求病人全身放松，息心宁神，若能配合内养功、六字诀等气功疗法，效果更好。

5) 药枕疗法起效缓慢而且持久，必须告诫病人要耐心坚持使用，决不可3天一枕，5天不用。一般每天至少要枕6小时以上，连续枕之2-3周即见疗效。

6) 药枕疗法虽然应用范围广泛，没有禁忌证，但主要应用于头面、颈项、胸部疾病。对枕后有不良反应者，应当及时予以必要的处理。

7) 对在使用药枕过程中，原发病加重或不改善者，应及时到医院诊治，严格防止单用药枕而延误病情，必须及时采取其他行之有效的中、西医疗法。

8) 急危重患使用药枕，只能作为辅助治疗手段，主要依靠内服、静脉给药、针刺等其他疗法。

9) 药枕疗法用药当辨证施治，决不可一枕而终，当随证变枕，因人而异，既使是保健药枕亦当遵守本原则。

6 药枕技术的异常反应及处理

6.1 皮肤过敏

病人在使用药枕后，有时局部会出现皮肤潮红发痒、瘙痒性荨麻疹、全身轻度瘙痒、水疱；更严重者可出现咳嗽、喘鸣、胸闷、心动过速、甚至血压下降。

处理：反应轻者可尽快将药枕移去，稍作休息，即可自行痊愈。反应严重者常需服用抗过敏药物，比如苯海拉明、阿司咪唑（息斯敏）、氯苯那敏（扑尔敏）等。必要时还可静脉输注氢化可的松、地塞米松；倘若血压下降，发生过敏性休克患者，应当静脉滴注异丙嗪肾上腺素或者肾上腺素，并且可配合升压药物，祛风凉血类中药汤剂也有良好的疗效。对于局部皮肤出现水疱者，可局部消毒后，用消毒针将水疱挑破，外面涂上甲紫，以防止局部感染。

6.2 颈部不适

出现颈部不适主要是由于药枕形状的高低、长短以及枕质的软硬度、温凉性有时不适于病人或者保健者睡觉时枕用。

处理：可根据患者颈项部的长短、大小以及肩宽等尺寸，并按照平时患者的睡卧习惯加以重新制作。药枕质地的软硬、温凉度一要对证选用，二是应该逐渐加大药枕疗法的时间，使患者慢慢适应这种方法。如果需要侧卧者，应当选取硬枕，并且将枕头中央处挖取一个空洞，留作放置耳朵之用，或者选择使用竹枕、藤枕。

6.3 头昏胀痛

在使用药枕之后，有许多患者会由于头项部的周围血管过度扩张，进而引发头昏、头痛、头胀，更甚者还会引起患者的面颈部红赤如醉酒状、恶心欲吐等表现。

处理：可嘱咐患者一是减少药枕疗法的时间，或者改为少时多次；二是可将药枕中的药物含量减少。必要时也可根据辨证分型将原先药枕换制一个新枕，也可在枕疗时配合口服平肝降逆、通腑和胃之类的中药。

6.4 口鼻干燥

患者在药枕疗法一段时间之后会出现口燥咽干、口渴、鼻孔干燥，甚至会发生鼻出血。

处理：可嘱咐患者在睡药枕前口服50ml左右的温开水，或者增加白天的饮水量（图5），也可以配合一些诸如麦冬、玄参、石斛、天冬等滋阴生津养液类的中药。并且在必要时将药枕中气味芳香类药物减少含量，或者重新研究制作一个具有生津养液性质的药枕供患者枕用。

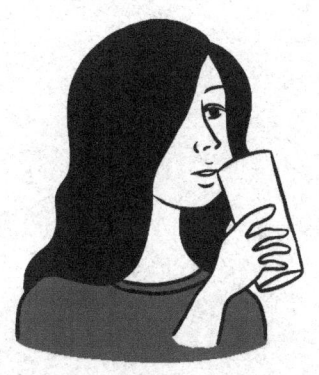

图5 睡药枕前增加饮水量

下篇 药枕技术的临床应用

1 感冒

1.1 概述

1.1.1 概念

感冒是感受、触冒风邪，邪犯卫表而导致的常见外感疾病，临床表现以恶寒、发热、鼻塞、流涕、喷嚏、咳嗽、头痛、全身不适、脉浮为其特征（图6）。

此病四季均可发病，但以冬春为多。感受当令之气而病情轻者多称为伤风、伤风感冒、冒风或冒寒。病情重者多与感受非时之邪有关，为重伤风。

临证以卫表及鼻咽症状为主，可见鼻塞、流涕、多涕、咽痒、咽痛、周身酸楚不适、恶风或恶寒，或有发热等。由于风邪有夹暑、夹湿、夹燥的不同，还可见有相关的症状。时行感冒多呈流行性，在同一时期发病人数剧增，且病证相似，多突然起病，恶寒、发热（多为高热）、周身酸痛、疲乏无力，病情一般较普通感冒为重。病程一般3~7天，普通感冒一般不传变，时行感冒少数可传变入里，变生他病。

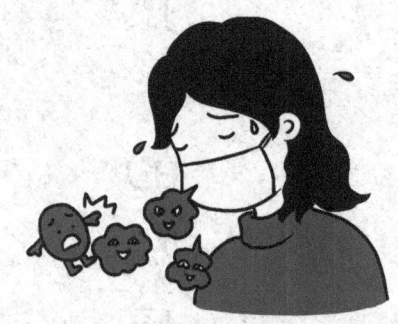

图6 感冒

1.1.2 病因病机

(1) 中医病因病机

六淫病邪风、寒、暑、湿、燥、火均可为感冒的病因，因风为六气之首，"百病之长"，故风为感冒的主因。六淫侵袭分当令之时气和非时之气。由于气候突变，温差增大，感受当令之气，如春季受风、夏季受热、秋季受燥、冬季受寒等病邪而感冒；再就是气候反常，春应温而反寒，夏应热而反凉，秋应凉而反热，冬应寒而反温，人感"非时之气"而感冒。六淫之间可单独致感冒，但常常互相兼夹为病，以风邪为首，冬季夹寒，春季夹热，夏季夹暑湿，秋季夹燥，梅雨季节夹湿邪等。由于临床上以冬、春两季发病率较高，故而以夹寒、夹热为多见而成风寒、风热之证。

除了风邪，时行病毒是一种具有强烈传染性的外在致病因素，明·吴又可指出这种邪气的特点是致病性强、从口鼻而入，有传染性，易于流行。多由"四时六气失常，非其时而有其气"伤人致病。在这种情况下，人体抗御外邪的能力相对减弱，造成在同一时间、同一地区大面积发病，且不限于季节性。时行病毒也可兼夹寒、热、暑、湿、燥邪，但以风寒、风热居多。

六淫病邪或时行病毒能够侵袭人体引起感冒，除因邪气特别强盛外，总是与人体的正气失调有关。或是由于正气素虚，或是素有肺系疾病，不能调节肺卫而感受外邪。即使体质素健，若因生活起居不慎，如疲劳、饥饿而机体功能状态下降，或因汗出衣裹冷湿，或餐凉露宿，冒风沐雨，或气候变化时未及时加减衣服等，正气失调，腠理不密，邪气得以乘虚而入。

以风为首的六淫病邪或时邪病毒，侵袭人体的途径或从口鼻而入，或从皮毛而入。因风性轻扬，《素问·太阴阳明论》说"伤于风者上先受之"，肺为脏腑之华盖，其位最高，开窍于鼻，职司呼吸，外主皮毛，其性娇气，不耐邪侵，故外邪从口鼻、皮毛入侵，肺卫首当其冲。感冒的病位在肺卫，其基本病机是外邪影响肺卫功能失调，导致卫表不和，肺失宣肃，尤以卫表不和为主要方面。卫表不和，故见恶寒、发热、头痛、身痛、全身不适等症；肺失宣肃，故见鼻塞、流涕、喷嚏、喉痒、咽痛等症。

由于四时六气不同，人体素质之差异，在临床上有风寒、风热和暑热等的不同证候，在病程中还可见寒与热的转化或错杂。感受时行病毒者，病邪从表入里，传变迅速，病情急且重。

（2）西医病因病机

感冒有普通感冒与时行感冒之分，中医感冒与西医学感冒基本相同，普通感冒相当于西医学的普通感冒、上呼吸道感染，时行感冒相当于西医学的流行性感冒。

急性上呼吸道感染 70%～80% 由病毒引起。主要有流行性感冒病毒（甲、乙、丙），副流感病毒，呼吸道合胞病毒，腺病毒，鼻病毒，埃可病毒，柯萨奇病毒，麻疹病毒，风疹病毒。细菌感染可直接或继病毒感染之后发生，以溶血性链球菌为多见，其次为流感嗜血杆菌、肺炎球菌和葡萄球菌等，偶见革兰阴性杆菌。其感染的主要表现为鼻炎、咽喉炎或扁桃体炎。

当有受凉、淋雨、过度疲劳等诱发因素，使全身或呼吸道局部防御功能降低时，原已存在于上呼吸道或从外界侵入的病毒或细菌可迅速繁殖，引起疾病，尤其是老幼体弱或有慢性呼吸道疾病如鼻旁窦炎、扁桃体炎者，更易罹病。

西医的普通感冒，俗称"伤风"，又称急性鼻炎或上呼吸道卡他，以鼻咽部卡他症状为主要表现。成人多数为鼻病毒引起，次为副流感病毒、呼吸道合胞病毒、埃可病毒、柯萨奇病毒等。起病较急，初期有咽干、咽痒或烧灼感，发病同时或数小时后，可有喷嚏、鼻塞、流清水样鼻涕，2~3天后变稠。可伴咽痛，有时由于耳咽管炎使听力减退，也可出现流泪、味觉迟钝、呼吸不畅、声嘶、少量咳嗽等。一般无发热及全身症状，或仅有低热、不适、轻度畏寒和头痛。检查可见鼻腔黏膜充血、水肿、有分泌物，咽部轻度充血。如无并发症，一般经5~7天痊愈。

流行性感冒常有明显的流行。取患者鼻洗液中黏膜上皮细胞的涂片标本，用荧光标记的流行性感冒病毒免疫血清染色，置荧光显微镜下检查，有助于早期诊断，或病毒分离或血清学诊断可供鉴别。

1.1.3 临床表现

感冒起病较急，骤然发病，无潜伏期（或潜伏期极短）。病程短，少者3~5天，多者7~8天。以肺卫症状为主症，如鼻塞、流涕、喷嚏、咳嗽、恶寒、发热、全身不适等。症状表现呈多样化，以鼻咽部痒、干燥、不适为早期症状，继则喷嚏、鼻塞、鼻涕或疲乏、全身不适等，轻则上犯肺窍，症状不重，易于痊愈；重则高热、咳嗽、胸痛，呈现肺卫证候（图7）。

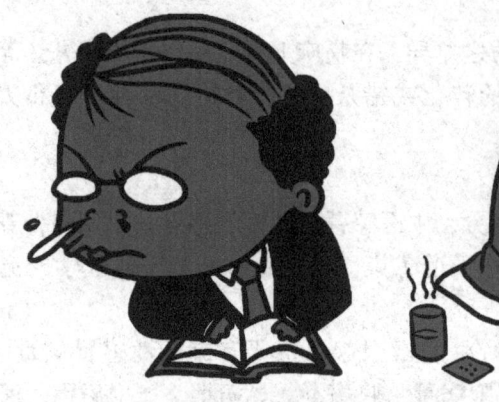 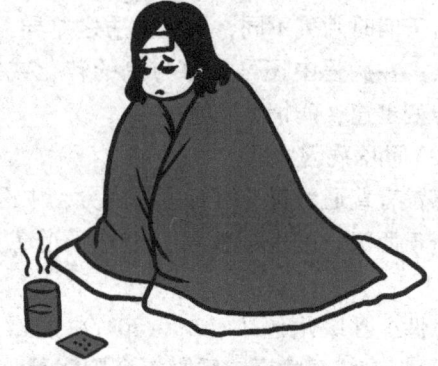

图7 普通感冒　　　　　　图8 时行感冒

时行感冒起病急，全身症状较重，高热，体温可达39~40℃，全身酸痛，待热退之后，鼻塞流涕、咽痛、干咳等肺系症状始为明显（图8）。重者高热不退，喘促气急，唇甲青紫，甚则咯血，部分患者出现神昏谵妄，小儿可发生惊厥，出现传变。

1.1.4 临床诊断

(1) 中医诊断

1) 根据气候突然变化，有伤风受凉、淋雨冒风的经过，或时行感冒正流行之际。

2) 起病较急，病程较短，病程3~7天，普通感冒一般不传变。

3) 典型的肺卫症状，初起鼻咽部痒而不适，鼻塞、流涕、喷嚏、语声重浊或声嘶、恶风、恶寒、头痛等。继而发热、咳嗽、咽痛、肢节酸重不适等。部分患者病及脾胃，而兼有胸闷、恶心、呕吐、食欲减退、大便稀溏等症。

时行感冒呈流行性发病，多人同时发病，迅速蔓延。起病急，全身症状显著，如高热、头痛、周身酸痛、疲乏无力等，而肺系症状较轻。

4) 四季皆有，以冬春季为多见。

(2) 西医诊断

1) 血象：病毒性感染见白细胞计数正常或偏低，淋巴细胞比例升高。细菌感染有白细胞计数与中性粒细胞增多和核左移现象。

2) 病毒和病毒抗原的测定：视需要可用免疫荧光法、酶联免疫吸附检测法、血清学诊断法和病毒分离和鉴定，以判断病毒的类型，区别病毒和细菌感染。细菌培养判断细菌类型和药敏试验。

3) 根据病史、流行情况、鼻咽部发炎的症状和体征，结合周围血象和胸部X线检查可做出临床诊断。

1.2 药枕技术在感冒中的应用

1.2.1 技术一

填充药物 荆芥枕。荆芥（图9）2000g。晒干，切碎成粗末状，装入枕芯，做成药枕，使病人随时枕于头项之下。

治疗原则 疏风散寒，解表散邪。

主治 风寒感冒：恶寒重，发热轻，头痛无汗，周身酸楚不适，鼻流清涕，喉痒喷嚏，口不渴，舌质淡，苔薄白而润，脉多浮紧。

来源 《本草纲目》。

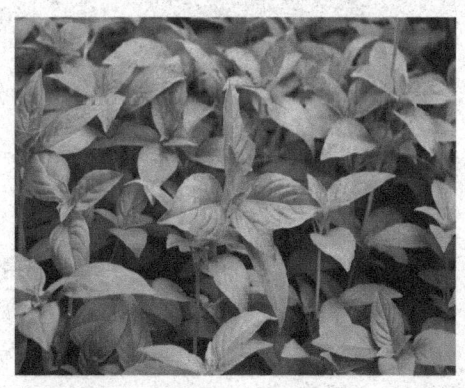

图9 荆芥

1.2.2 技术二

填充药物 桑菊枕。取桑叶（图10）和菊花（图11）各1000g，置于阳光下分别晒干，搓成碎末，混合均匀后用纱布包裹起来，缝住边缝，制成薄型的枕芯，置于普通枕头的上面使用。

治疗原则 疏风清热，解表散邪。

主治 风热感冒：身热重，微恶风，头目胀痛，时时汗出，喉痒喷嚏，鼻塞流涕黄浊，咽喉肿痛，口渴欲饮，舌边尖红，苔薄黄，脉浮数。

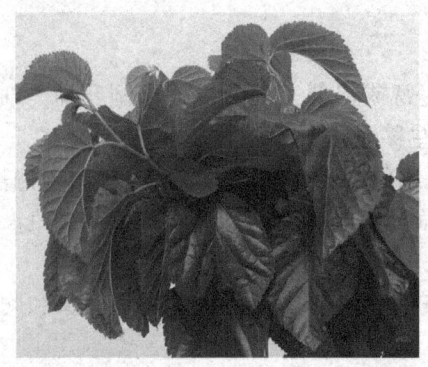

图10 桑叶

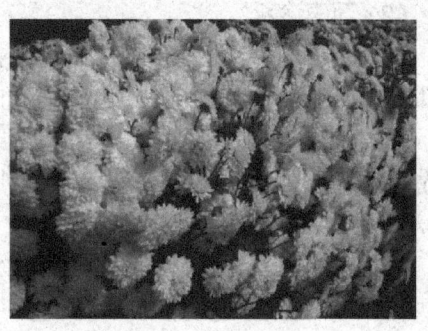

图11 菊花

1.2.3 技术三

填充药物 香薷枕。香薷（图12）300g，藿香300g，佩兰200g，薄荷200g，绿豆衣200g。粉碎成粗末，混合均匀后用纱布包裹起来，缝住边缝，制成薄型的枕芯，置于普通枕头的上面使用。

治疗原则 清暑解表，化湿和中。

主治 暑湿感冒：身热不扬，汗出而身热不减，微恶风，头昏脑胀，周身关节酸楚不适，鼻塞声重，胸闷泛恶，心烦口渴，食少纳呆，或大便不爽，舌淡苔白厚

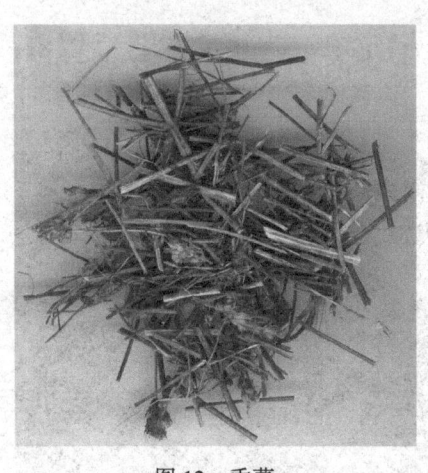

图12 香薷

或黄腻，脉濡数。

1.2.4 技术四

填充药物 防感枕。生黄芪500g，生白术500g，麦冬300g，防风300g，黄

精300g，皂角10g，雄黄100g，藿香200g。将上药各喷洒食用醋少许，再烘干，粉碎成粗末，混合均匀后用纱布包裹起来，缝住边缝，制成薄型的枕芯，置于普通枕头的上面使用。

治疗原则 补虚托表。

主治 体虚感冒：神疲倦怠，微恶风寒，头昏鼻塞，稍遇气候变化即感冒，或咳嗽无力，痰少质稀，舌淡，脉虚弱无力。

1.3 按语

1.3.1 疾病预防

蔬菜富含胡萝卜素，可在人体中转化成维生素 A，增强人体上皮细胞的功能，对感冒病毒产生抵抗力；可强健咽喉和肺部黏膜，保持它们正常的新陈代谢（图13）。

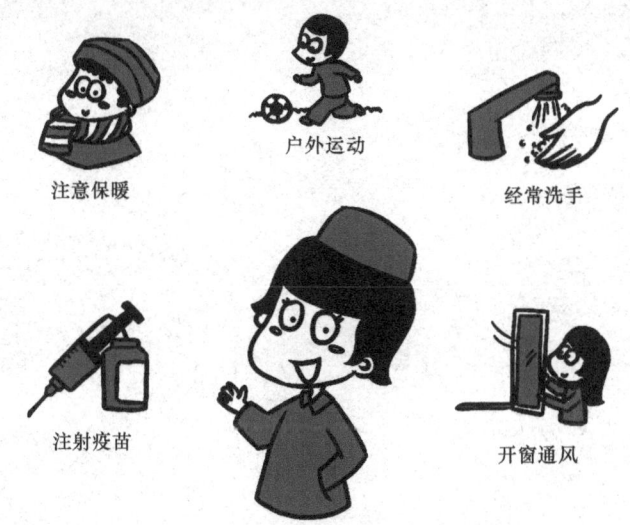

图 13 预防疾病

绿色蔬菜特别丰富的叶酸是免疫物质合成所需的因子，而大量的类黄酮能够和维生素 C 共同作用，对维护抵抗力很有帮助。能够促进干扰素等抗病毒物质合成，以及提高某些免疫指标（图14）。

1.3.2 忌口

感冒初期，当禁食生冷、油腻，如果是温热之邪，初期正在清解阶段，亦当

下篇 药枕技术的临床应用

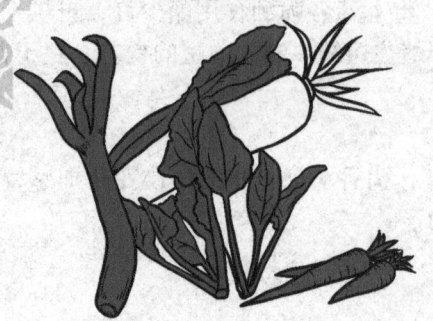

图 14 各种蔬菜

忌食生冷，一旦热邪不去，留壮热，继而口渴、烦躁、大便秘结，此时反需水果相助，可频服梨汁、橘汁、西瓜、粳米汤、绿豆汤等，切忌过食生冷、油腻之品。

感冒期间，避免进食或忌多食鸭肉、猪肉、羊肉、狗肉、甲鱼、蚌、醋、柿等食品。

2 咳嗽

2.1 概述

2.1.1 概念

咳嗽是指肺失宣降,肺气上逆作声,咯吐痰液,为肺系疾病的主要证候之一。分别言之,有痰无声为咳,有声无痰为嗽,一般多为痰声并见,难以截然分开,故以咳嗽并称(图15)。

2.1.2 病因病机

(1) 中医病因病机

咳嗽的病因有外感、内伤两大类。外感咳嗽为六淫外邪侵袭肺系;内伤咳嗽为脏腑功能失调,内邪干肺。不论邪从外入,或自内而发,均可引起肺失宣肃,肺气上逆作咳。

外感咳嗽为六淫外邪,侵袭肺系。多因肺的卫外功能减退或失调,以致在天气冷热失常、气候突变的情况下,六淫外邪或从口鼻而入,或从皮毛而受。《河间六书·咳嗽论》谓"寒、暑、燥、湿、风、火、六气,皆令人咳嗽",即是此意。由于四时主气不同,人体所感受的致病外邪亦有区别。风为六淫之首,其他外邪多随风邪侵袭人体,所以外感咳嗽常以风为先导,夹有寒、热、燥等邪,张景岳曾倡"六气皆令人咳,风寒为主"之说,认为风邪夹寒者居多。

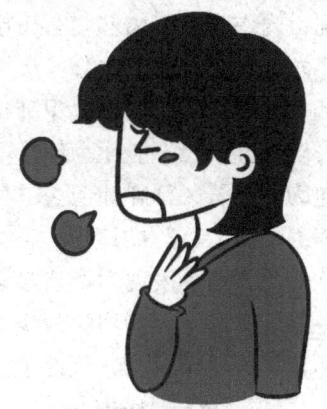

图15 咳嗽

内伤咳嗽总由脏腑功能失调,内邪干肺所致。可分其他脏腑病变涉及肺和肺脏自病两种。他脏及肺的咳嗽,可因情志刺激,肝失条达,气郁化火,气火循经上逆犯肺所致;或由饮食不当,嗜烟好酒,熏灼肺胃;过食肥厚辛辣,或脾失健运,痰浊内生,上干于肺致咳。因肺脏自病者常由肺系多种疾病迁延不愈,肺脏虚弱,阴伤气耗,肺的主气功能失常,肃降无权,而致气逆为咳。

咳嗽的病变主脏在肺,与肝、脾有关,久则及肾。主要病机为邪犯于肺,肺气上逆。因肺主气,司呼吸,上连气道、喉咙,开窍于鼻,外合皮毛,内为五脏华盖，其气贯百脉而通他脏，不耐寒热，称为"娇脏"，易受内外之邪侵袭而致宣肃失司。肺脏为了祛除病邪外达，以致肺气上逆，冲击声门而发为咳嗽。诚如《医学心悟》所说："肺体属金，譬若钟然，钟非叩不鸣，风、寒、暑、湿、燥、火六淫之邪，自外击之则鸣；劳欲情志，饮食炙煿之火，自内攻之则亦鸣"。《医学三字经·咳嗽》篇亦说："肺为脏腑之华盖，呼之则虚，吸之则满，只受得本脏之正气，受不得外来之客气，客气干之则呛而咳矣；只受得脏腑之清气，受不得脏腑之病气，病气干之，亦呛而咳矣。"提示咳嗽是内外病邪犯肺，肺脏祛邪外达的一种病理反应。

外感咳嗽属于邪实，为外邪犯肺，肺气壅遏不畅所致，若不能及时使邪气外达，可进一步发生演变转化，表现为风寒化热、风热化燥，或肺热蒸液成痰等情况；内伤咳嗽多属邪实与正虚并见。病理因素主要为"痰"与"火"，但痰有寒热之别，火有虚实之分；痰可郁而化火，火能炼液灼津为痰。他脏及肺者，多因邪实导致正虚，如肝火犯肺每见气火耗伤肺津，炼液为痰，痰湿犯肺者，多因脾失健运，水谷不能化为精微上输以养肺，反而聚为痰浊，贮于肺，肺气壅塞，上逆为咳。若久延脾肺两虚，气不化津，则痰浊更易滋生，此即"脾为生痰之源，肺为贮痰之器"的道理。甚则病延及肾，由咳致喘。如痰湿蕴肺，遇感引触，转从热化，则可表现为痰热咳嗽。至于肺脏自病的咳嗽则多为因虚致实。如肺阴不足每致阴虚火炎，灼津为痰，肺失濡润，气逆作咳，或肺气亏虚，肃降无权，气不化津，津聚成痰，气逆于上，引起咳嗽。

(2) 西医病因病机

咳嗽是呼吸系统疾病的主要症状，如咳嗽无痰或痰量很少为干咳，常见于急性咽喉炎、支气管炎的初期；急性骤然发生的咳嗽，多见于支气管内异物；长期慢性咳嗽，多见于慢性支气管炎、肺结核等。

咳嗽可把气管病变扩散到邻近的小支气管，使病情加重。另外，持久剧烈的咳嗽可影响休息，还易消耗体力，并可引起肺泡壁弹性组织的破坏，诱发肺气肿。

咳嗽的形成和反复发病，常是许多复杂因素综合作用的结果。

1) 吸入物：分为特异性和非特异性两种。前者如尘螨、花粉、真菌、动物毛屑等；非特异性吸入物如硫酸、二氧化硫、氯氨等。职业性咳嗽的特异性吸入物如甲苯二异氰酸酯、邻苯二甲酸酐、乙二胺、青霉素、蛋白酶、淀粉酶、蚕丝、动物皮屑或排泄物等。此外，非特异性吸入物尚有甲醛、甲酸等。

2) 感染：咳嗽的形成和发作与反复呼吸道感染有关。在咳嗽患者中，可存在细菌、病毒、支原体等特异性 IgE，如果吸入相应的抗原则可激发咳嗽。在病毒感染后，可直接损害呼吸道上皮，致使呼吸道反应性增高。有学者认为病毒感染所产生的干扰素、IL-1 使嗜碱粒细胞释放的组胺增多。在乳儿期，呼吸道病毒（尤其是呼吸道合胞病毒）感染后，表现咳嗽症状者也甚多。寄生虫如蛔虫、钩虫引起的咳嗽，在农村仍可见到。

3）食物：由于饮食关系而引起咳嗽发作的现象在咳嗽病人中常可见到，尤其是婴幼儿容易对食物过敏，可随年龄的增长而逐渐减少。引起过敏最常见的食物是鱼类、虾蟹、蛋类、牛奶等。

4）气候改变：当气温、温度、气压和（或）空气中离子等改变时可诱发咳嗽，故在寒冷季节或秋冬气候转变时较多发病。

5）精神因素：病人情绪激动、紧张不安、怨怒等，都会促使咳嗽发作，一般认为是大脑皮质和迷走神经反射或过度换气所致。

6）运动：70%～80%的咳嗽患者在剧烈运动后诱发咳嗽，称为运动诱发性咳嗽，或称运动性咳嗽。临床表现有咳嗽、胸闷、气急、喘鸣，听诊可闻及哮鸣音。有些病人运动后虽无典型的哮喘表现，但运动前后的肺功能测定能发现有支气管痉挛。

7）咳嗽与药物：有些药物可引起咳嗽发作，如普萘洛尔（心得安）等因阻断 β_2-肾上腺素能受体而引起咳嗽。

2.1.3　临床表现

(1) 外感咳嗽

1）风寒袭肺：咳嗽声重，气急，咽痒，咳痰稀薄色白，常伴鼻塞流清涕，头痛，肢体酸楚，恶寒，或有发热，无汗。舌苔薄白，脉浮紧。

2）风热犯肺：咳嗽气粗，咯痰黏白或黄，咽痛或咳声嘶哑，或有发热，微恶风寒，口微渴。舌尖红，舌苔薄白或黄，脉浮数。

3）燥邪伤肺：干咳少痰，咯痰不爽。燥邪与风热并见的温燥证，可见鼻、咽干燥，口干。舌尖红，舌苔薄黄少津，脉细数。燥邪与风寒并见的凉燥证，可见恶寒发热，头痛，无汗。舌苔薄白而干，脉浮数。

4）痰热壅肺：咳嗽气粗，痰多稠黄，烦热口干。舌质红，舌苔黄腻，脉滑数。

(2) 内伤咳嗽

1）肝火犯肺：咳呛气逆阵作，咳时胸胁引痛，甚至咯血。舌质红，舌苔薄黄少津，脉弦数。

2）痰湿蕴肺：咳声重浊，痰多色白，晨起为甚，胸闷脘痞，纳少。舌苔白腻，脉滑。

3）肺阴亏虚：咳久痰少，咳吐不爽，痰黏或夹血丝，咽干口燥，手足心热。

舌苔红少苔，脉细数。

4）肺气亏虚：病久咳声低微，咳而伴喘，咯痰清稀色白，食少，气短胸闷，神倦乏力，自汗畏寒。舌淡嫩，舌苔白，脉弱。

2.1.4 临床诊断

(1) 中医诊断

1）临床以咳嗽、咯痰为主要表现。
2）应询查病史的新久，起病的缓急，是否兼有表证，判断外感和内伤。
3）外感咳嗽，起病急，病程短，常伴有肺卫表证。
4）内伤咳嗽，常反复发作，病程较长，多伴有其他兼证。

(2) 西医诊断

1）血常规，红细胞沉降率，嗜酸粒细胞计数，痰涂片及培养，免疫球蛋白测定，类风湿因子测定，自身抗体测定。检验结果判定：①白细胞计数及中性粒细胞百分比均升高，提示为上呼吸道或肺部细菌感染；②白细胞计数正常或偏低及中性粒细胞百分比降低，提示为病毒或其他原因引起的感染；③嗜酸粒细胞计数升高，提示为支气管哮喘及其他过敏性疾病等；④痰涂片有大量脓细胞，提示为支气管与肺部细菌性感染；⑤痰涂片找到瘤细胞，提示可能为恶性肿瘤；⑥痰涂片发现革兰阳性球菌或阴性杆菌，痰培养阳性，提示为感染性疾病；⑦痰涂片有大量细菌，痰培养阴性，提示可能为厌氧菌感染。

2）根据病史肺部发炎的症状和体征，结合周围血象和胸部 X 线检查可做出临床诊断。

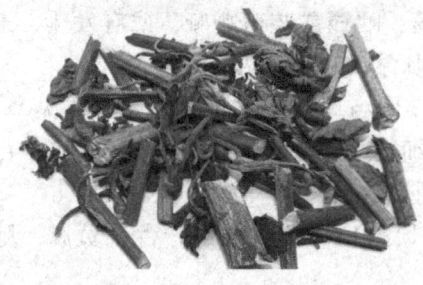

图16 藿香

2.2 药枕技术在咳嗽中的应用

2.2.1 技术一

填充药物 藿香（图16）300g，羌活200g，防风200g，细辛100g，麻黄100g，桂枝100g。上药快速烘干，共研成粗末，和匀，装入枕芯，制成药枕，置于普通枕头的上面使用。

治疗原则 疏风散寒，宣肺止咳。

主治 风寒咳嗽：咳嗽声重，气急咽痒，咳痰稀薄色白，多伴有恶寒发热，鼻塞流清涕，周身酸楚不适，或头痛，舌淡苔薄白而润，脉浮紧。

2.2.2 技术二

填充药物 桑叶1000g,菊花1000g。置于阳光下分别晒干,搓成碎末,混合均匀后用纱布包裹起来,缝住边缝,制成薄型的枕芯,置于普通枕头的上面使用。

治疗原则 疏风清热,肃肺化痰。

主治 风热犯肺:咳嗽阵作而剧烈,气粗息促,咯痰黄稠或色白质黏不爽,咽干鼻燥,咳甚汗出,无力。多伴有鼻塞流黄涕,声重头痛,恶风身热,舌边尖红,苔薄黄,脉浮数。

2.2.3 技术三

填充药物 大麦冬500g,霜打桑叶500g,天花粉200g,金银花1200g,生石膏500g,枇杷叶250g。先将石膏打碎,其余药物一起置于阳光下分别晒干,粉碎成粗末,混合均匀后用纱布包裹起来,缝住边缝,制成薄型的枕芯,置于普通枕头的上面使用。

治疗原则 疏风清热,润燥止渴。

主治 风燥伤肺:干咳少痰,痰少质黏,咯痰不爽,或痰中带血,连声作呛,咽痒而干,鼻唇干燥,多伴恶风,身微热,鼻塞头痛,周身不适,舌红干,苔薄白,脉浮数。

2.2.4 技术四

填充药物 石菖蒲(图17)2000g。烘干,粉碎成粗末,用纱布包裹起来,缝住边缝,制成薄型的枕芯,置于普通枕头的上面使用。

治疗原则 健脾化痰,肃肺止咳。

主治 痰热蕴肺:咳嗽反复发作,咳声重浊,痰多而咳,每于晨起或食后尤甚,痰出咳平,胸脘痞闷,泛恶食少,体蜷便溏,舌淡体大,苔白腻,脉濡滑。

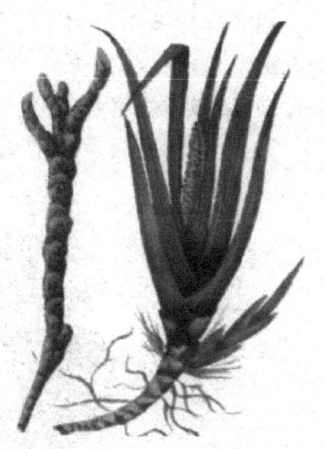

图17 石菖蒲

2.2.5 技术五

填充药物 丹皮、野菊花、夜交藤、枸杞、海螺、白芷、虎杖各300g,樟脑、冰片各10g,艾绒500g。将上药烘干,粉碎成粗末,混合均匀后用纱布包裹起来,缝住边缝,制成薄型的枕芯,置于普通枕头的上面使用。

治疗原则 化痰清热，肃肺止咳。

主治 痰热郁肺：咳嗽气急，喉中痰鸣，痰多质稠或黄或白，咯吐不爽，心胸烦热，面赤身热，口渴不欲饮，舌红苔黄腻，脉滑数。

2.2.6 技术六

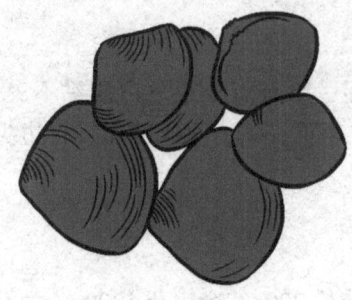

图18 海蛤壳

填充药物 青黛200g，海蛤壳（图18）500g，雄黄250g，海螵蛸250g，龙胆草250g，黄芩250g，柴胡250g。将上药烘干，粉碎成粗末，混合均匀后用纱布包裹起来，缝住边缝，制成薄型的枕芯，置于普通枕头的上面使用。

治疗原则 清肝泻肺，肃气止咳。

主治 肝火犯肺：咳逆阵作，面赤咽干，或汗出气短，咽中常有痰滞，吞之不下，咯之不出，痰黏量少，胸胁胀满，咽干口苦，症状每随情志变化而增减，舌红少津，苔薄黄，脉弦数。

2.3 按语

疾病预防

绝大部分咳嗽是由于呼吸道疾病引起的，因此，预防呼吸道疾病是防止咳嗽的关键。预防措施如下。

1）加强锻炼（图19），多进行户外活动，提高机体抗病能力。

2）气候转变时及时增减衣服，防止过冷或过热。

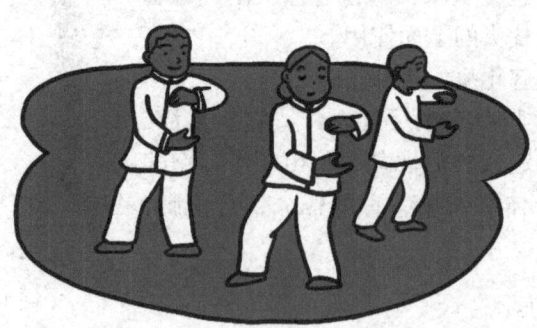

图19 户外锻炼

3）少带小儿去拥挤的公共场所，减少感染机会。

4）经常开窗，流通新鲜空气。家人有感冒时，室内可用醋熏蒸消毒，防止病毒感染。

5）及时接受预防注射，减少传染病发生。

6）感冒流行期间可服中药预防。配方：贯众 12g，防风 12g，荆芥 10g，每日 1 剂，连服 2~3 天。对易感冒的小儿，可每天以黄芪 15g，红枣 7 只，煎汁代茶，长期服用可增加机体免疫力，减少感冒的发生。

7）防咳先防感。要防止咳嗽，预防感冒非常关键，所以孩子平时要注意锻炼身体，提高御"邪"能力，避免外感，以防加重病情。

8）生活要调理。要加强孩子的生活调理，饮食适宜，保证睡眠，居室环境要安静，空气要清新。

9）少去公共场所。尽量不带孩子到公共场所，少与咳嗽患者接触。

10）食用梨和萝卜。平时适当食用梨和萝卜，对咳嗽有一定的预防之效（图 20）。

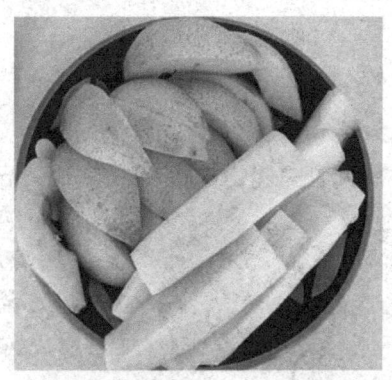

图 20　多食梨和萝卜预防咳嗽

3 喘证

3.1 概述

3.1.1 概念

喘证是指由于外感或内伤，导致肺失宣降，肺气上逆或气无所主，肾失摄纳，以呼吸困难，甚则张口抬肩、鼻翼煽动、不能平卧等为主要临床特征的一种病证。严重者可由喘致脱出现喘脱之危重证候。可见于多种急、慢性疾病的过程中（图21）。

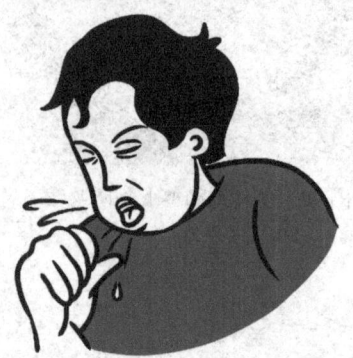

图21 喘证

3.1.2 病因病机

(1) 中医病因病机

喘病的病因虽多，但概要言之，不外外感与内伤两种。外感为六淫乘袭，内伤则由饮食、情志，或劳欲、久病所致。

1) 外邪侵袭：因重感风寒，邪袭于肺，内则壅遏肺气，外则郁闭皮毛，肺卫为邪所伤，肺气不得宣畅，或因风热犯肺，肺气壅实，甚则热蒸液聚成痰，清肃失司，以致肺气上逆作喘。若表寒未解，内已化热，或肺热素盛，寒邪外束，热不得泄，则热为寒郁，肺失宣降，气逆而喘。

2) 饮食不当：恣食生冷、肥甘，或嗜酒伤中，脾失健运，痰浊内生上干于肺，壅阻肺气，升降不利，发为喘促；若湿痰久郁化热，或肺火素盛，痰受热蒸，则痰火交阻，清肃之令不行，肺气为之上逆。

3) 情志失调：情怀不遂，忧思气结，肺气痹阻，气机不利，或郁怒伤肝，肝气上逆于肺，肺气不得肃降，升多降少，气逆而喘。

4) 劳欲久病：肺系久病，咳伤肺气，或久病中气虚弱，肺失充养，肺之气阴不足，以致气失所主而喘促。若久病迁延不愈，由肺及肾，或劳欲伤肾，精气内夺，肺之气阴亏耗，不能下荫于肾，肾之真元伤损，根本不固，则气失摄纳，上出于肺，出多入少，逆气上奔为喘。若肾阳衰弱，肾不主水，水邪上犯，射肺凌心，肺气上逆，心阳不振，亦可致喘，此属虚中夹实之候。

喘病的发病机制主要在肺和肾，与肝、脾、心有关。因肺为气之主，司呼吸，外合皮毛，内为五脏之华盖，若外邪袭肺，或他脏病气上犯，皆可使肺气壅塞，肺失宣降，呼吸不利而致喘促，如肺虚致气失所主，亦可少气不足以息而喘促。肾为气之根，与肺同司气之出纳，故肾元不固，摄纳失常则气不归元，阴阳不相接续，亦可气逆于肺而为喘。若脾虚痰浊饮邪上扰，或肝气逆乘亦能致喘，则为肝脾之病影响于肺。心气喘满，则发生于喘脱之时。

喘病的病理性质有虚实两类。实喘在肺，为外邪、痰浊、肝郁气逆，邪壅肺气而宣降不利；虚喘当责之于肺、肾两脏，因精气不足，气阴亏耗而致肺主气司呼吸，肾主纳气功能失常，且尤以气虚为主。故喘病的基本病机是气机的升降出纳失常，"在肺为实，在肾为虚"（《临证指南医案·喘》）。病情错杂者，每可下虚上实，虚实夹杂并见。但在病情发展的不同阶段，虚实之间有所侧重，或互相转化。若肺病及脾，属子盗母气，则脾气亦虚，脾虚失运，聚湿生痰，上渍于肺，肺气壅塞，气津失布，血行不利，可形成痰浊血瘀，此时病机主要以邪实为主，或邪实正虚互见。若久病迁延不愈，累及于肾，其病机则呈现肾失摄纳，痰瘀伏肺之肾虚肺实之候。若阳气虚衰，水无所主，水邪泛溢，又可上凌心肺，病机则为因虚致实，虚实互见。

喘证的严重阶段，每多影响到心。因心脉上通于肺，肺气治理调节心血的运行，宗气贯心肺，肾脉上络于心，心肾相互既济，又心阳根于命门之火，心脏阳气的盛衰，与先天肾气及后天呼吸之气皆有密切关系。故本病的严重阶段，肺肾虚极，孤阳欲脱，必致心气、心阳亦惫，心不主血脉，血行不畅而瘀滞，面色、唇舌、指甲青紫，甚则出现喘汗致脱，亡阳、亡阴，则病情危笃。

(2) 西医病因病机

喘病主要见于西医的喘息性支气管炎、肺炎、肺气肿、心源性哮喘、肺结核、矽肺（硅沉着病）以及癔病性喘息等疾病。

引起以上疾病的病因病机也同时是引发喘证的病因病机。其中喘息性支气管炎的病因主要是：①感染因素：多种病毒和细菌感染均可致病，较常见的有合胞病毒、副流感病毒、流行性感冒病毒、腺病毒、鼻病毒及肺炎支原体等，大多数病例可在病毒感染基础上并发细菌感染；②解剖特点：婴幼儿的气管和支气管都比较狭小，其周围弹力纤维发育完善，故其黏液膜易受感染或其他刺激而肿胀充血，引起管道狭窄，分泌物黏稠不易咳出，从而产生喘鸣音；③过敏体质因素：婴幼儿患病毒感染者甚多，仅一小部分患儿呈喘息样支气管炎表现，提示同一病毒在不同个体中会产生不同的病理生理改变和临床表现，与机体内在因素密切相关，如近年发现由合胞病毒引起的喘息样支气管炎，患儿出现特异性 IgE 抗体，其鼻咽分泌物中组胺浓度明显高于同样感染而无喘息表现的患儿，其亲属往往有过敏性鼻炎、荨麻疹、哮喘等变态反应性疾病史，约30%的患儿曾患湿疹，血清

SIgE 含量常见增高。

引发喘证的肺炎则由细菌、病毒、支原体、真菌、立克次体、衣原体、弓形体、原虫、寄生虫等引发终末气道、肺泡和肺间质的炎症。

肺气肿则是由引起慢性支气管炎的各种因素如感染、吸烟、大气污染、职业性粉尘和有害气体的长期吸入、过敏等，引起的肺泡和肺泡管异常扩大和肺泡壁破坏，使肺内残气量增多，根据其受累肺泡的范围分为小叶中心型肺气肿（常位于肺尖部），全小叶型肺气肿（常在肺基底部）和远端小叶型肺气肿，全小叶型和小叶中心型肺气肿与吸烟有关，这两种类型的肺气肿常合并存在，均匀分布在肺脏的上叶或下叶，当肺气肿严重时，气管梗阻亦有所发展，反复发作的细支气管的炎症造成气管梗阻，肺间质破坏，引起气管的机械支持力丧失，使气管塌陷和梗阻，从而引起肺内气体增多，形成气腔。

心源性哮喘则是由左心室心肌病变、左心室压力负荷过重、左心室容量负荷过度、某些有左至右分流的先天性心血管病、左心室舒张期顺应性减低、严重心律失常、心外疾病等引发左心衰，左心室充盈压即舒张末压增高，随着左心室舒张末压升高，左心房及肺静脉压也增高，使肺毛细血管压升高，导致肺淤血，肺水肿。本病的发病机制可能系卧位时下肢静脉回心血量增加，加重肺淤血，同时，卧位时周围水肿液重新被吸收，使回心血容量增加，心脏负荷更为严重。

肺结核则是由结核分枝杆菌引起肺部受累的慢性传染病，基本病理特征为渗出、干酪样坏死及其他增殖性组织反应，可形成空洞。

矽肺是尘肺中最为严重的一种类型，由于长期吸入含有游离二氧化硅（SiO_2）的粉尘所引起。肺部有广泛的结节性纤维化，严重时影响肺功能，丧失劳动能力。游离二氧化硅颗粒进入肺泡后，被聚集在肺淋巴管起始部位的肺巨噬细胞所吞噬，游离二氧化硅对巨噬细胞有极强的毒性作用，可致其自溶死亡，二氧化硅被吞噬后，被包裹在吞噬细胞溶酶体中，由于石英表面的羟基和巨噬细胞溶酶体膜脂蛋白结构上的氢原子受体（氧、氮及硫原子）间形成氢键，引起细胞膜的改变和通透性的变化，导致巨噬细胞溶酶体崩解，并释放出酸性水解酶进入细胞内，继而导致巨噬细胞死亡，并再次将石英粒子释放，形成恶性循环，造成更多的细胞受损，受损的巨噬细胞释放出非脂类"致纤维化因子"，刺激成纤维细胞，导致胶原纤维增生，形成以胶原纤维为中心的病灶结节——矽结节，矽结节向全肺扩展并相互融合，造成双肺弥漫性损害，纤维化不仅局限于肺内，也存在于巨噬细胞所迁移到的淋巴结内，在许多矽肺病人中已发现血清 γ-球蛋白水平增高，自身抗体的存在，以及在矽肺病变中存在 γ-球蛋白，故提出了矽肺发生的免疫学机制，但免疫成分似乎不参与巨噬细胞的杀伤和纤维化形成，因此为次要发病机制。

3.1.3 临床表现

呼吸困难，甚至张口抬肩，鼻翼煽动，不能平卧等，为喘病的各种证候所共有，是喘病的证候特征。肺气上逆失于宣降，或肾失摄纳引起喘病表现。

呼吸困难为喘病的特征性证候，临床表现轻重不一。轻者仅见呼吸急迫，呼气吸气深长，患者一般尚能平卧。重者可见鼻翼煽动，张口抬肩，摇身撷肚，端坐呼吸，面唇发绀。急发者多表现为呼吸深长费力，以呼出为快，胸满闷塞，甚则胸盈仰息，声高气涌，气喘与劳动及体位无关。缓发者多表现为呼吸微弱而浅表无力，以深吸为快，声低息短，动则加重，气喘与劳动及体位明显相关。若病情危笃，喘促持续不已，可见肢冷汗出，体温、血压骤降，心悸心慌，面青唇紫等喘脱危象。

3.1.4 临床诊断

(1) 中医诊断

1) 以喘促气逆，呼吸困难，甚至张口抬肩，鼻翼煽动，不能平卧，口唇发绀为特征。
2) 多有慢性咳嗽、哮病、肺结核、心悸等病史，每遇外感及劳累而诱发。

(2) 西医诊断

1) 喘证应结合听诊，注意两肺可闻及干湿啰音或哮鸣音。
2) 胸部 X 线片及 CT 检查、心电图检查，可协助鉴别喘证出现的原因是肺源性的如支气管肺炎、肺炎、肺气肿、肺结核、矽肺等，或为心源性的如心衰竭。
3) 血象、检测血白细胞总数、中心粒细胞数、痰培养、血气分析、肺功能测定等检查。

3.2 药枕技术在喘证中的应用

3.2.1 技术一

填充药物 荆芥 1500g，防风 1500g，细辛 200g，川芎 200g，绿茶 100g，皂角 20g。将上药烘干，共研粗末，混匀，纱布包裹成枕芯，做成药枕，使病人随时侧卧枕于头项之下（注意：高血压病患者慎用此枕）。

治疗原则 疏风散寒，宣肺平喘。

主治 风寒壅肺型喘证：喘息咳逆，呼吸急促，胸部闷胀，痰多稀薄而带泡沫，色白质稀黏，常有头痛，恶寒，或伴发热，口不渴，无汗，舌苔薄白而滑，脉浮紧。

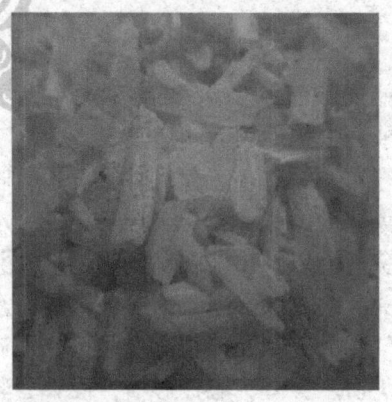

图22 生石膏

3.2.2 技术二

填充药物 藿香150g，薄荷100g，麻黄100g，生石膏（图22）200g，淡豆豉100g，银花100g。现将石膏打碎，余药晒干，共研粗末，混合均匀后用纱布包裹起来，缝住边缝，制成薄型的枕芯，置于普通枕头的上面使用。

治疗原则 宣肺散寒，肃清泻热。

主治 表寒肺热型喘证：喘逆上气，胸胀或痛，息粗，鼻煽，咳而不爽，吐痰黏稠，伴形寒，身热，烦闷，身痛，有汗或无汗，口渴，苔薄白或罩黄，舌边红，脉浮数或滑。

3.2.3 技术三

填充药物 青礞石（图23）100g，天竺黄300g，石菖蒲200g，郁金200g，明矾500g，栀子200g，藿香200g。将明矾打碎，余药一起烘干，共研粗末，混合均匀后用纱布包裹起来，缝住边缝，制成薄型的枕芯，置于普通枕头的上面使用。

治疗原则 化痰降逆，止咳平喘。

主治 痰浊阻肺型喘证：喘而胸满闷窒，甚则胸盈仰息，咳嗽，痰多黏腻色白，咯吐不利，兼有呕恶纳呆，口黏不渴，苔厚腻色白，脉滑。

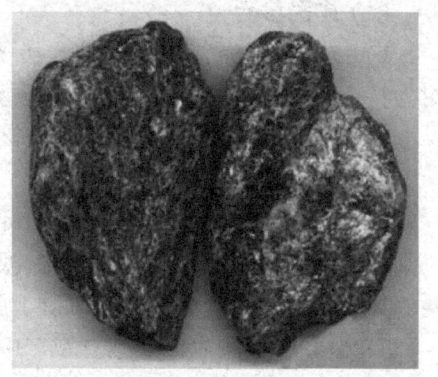

图23 青礞石

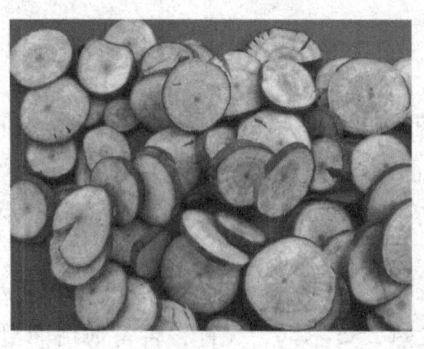

图24 乌药

3.2.4 技术四

填充药物 乌药（图24）1000g，香附500g，旋覆花500g，沉香500g，厚朴300g，当归300g，青皮1000g，磁石500g。将上药分别烘干，研成粗末，混合均匀后用纱布包裹起来，缝住边缝，制成薄型的枕芯，置于普通枕头的上面令病人侧卧使用。

治疗原则 疏肝开郁，降气平喘。

主治 肺气郁痹型喘证：每遇情志刺激而诱发，发病突然呼吸短促，息粗气憋，胸闷胸痛，咽中如窒，咳嗽痰鸣不著，或无痰声，喘后如常人，或失眠、心悸，平素常多忧思抑郁，苔薄，脉弦。

注意事项 有过敏反应者，应立即去枕。必要时给予抗过敏治疗。

3.2.5 技术五

填充药物 生黄芪（图25）500g，生白术500g，麦冬300g，防风300g，黄精300g，皂角10g，雄黄100g，藿香200g。将上药各喷洒食用醋少许，再烘干，共研粗末，混匀，装入枕芯，制成药枕。令病人睡卧时枕之。

治疗原则 补肺定喘。

主治 肺虚型喘证：喘促短气，气怯声低，喉有鼾声，咳声低弱，痰吐稀薄，自汗畏风，或见咳呛，痰少质黏，烦热而渴，咽喉不利，而颧潮红，舌质淡红或有苔剥，脉软弱或细数。

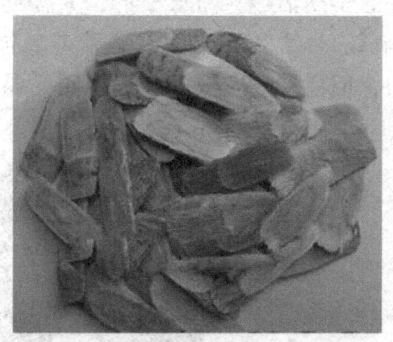

图25 黄芪

注意事项 雄黄、皂角不喷醋。病人使用药枕时，尽量以鼻呼吸，口吐气方式呼吸。

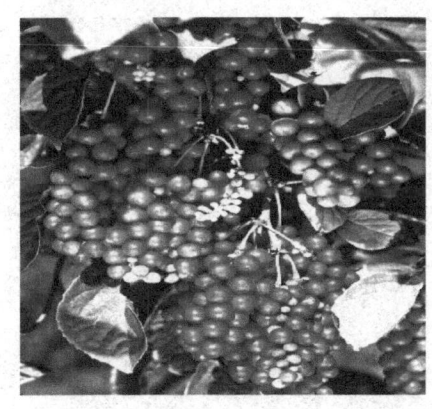

图26 五味子

3.2.6 技术六

填充药物 五味子（图26）1000g，米壳100g，当归300g，熟地500g，巴戟天500g，仙灵脾500g，仙茅400g，硫黄200g，乌梅500g。将上药分别烘干，研成粗末，混匀装入枕芯，制成药枕。令病人随时枕之。

治疗原则 补肾纳气。

主治 肾虚型喘证：喘促日久，动则喘甚，气息短促，呼多吸少，呼则难升，吸则难降，气不得续，形瘦神疲，跗肿，汗出肢冷，面青唇紫，舌质淡白或黑而润滑，或见喘咳，面红烦躁，口咽干燥，足冷，汗出如油，舌红少津，脉细数。

注意事项 病人畏惧药枕气味大而呼吸困难者，减少硫黄用量。

3.3 按语

疾病预防

慎风寒，适寒温，少食黏腻和辛热刺激之品，以免助湿生痰动火；已病则应注意早期治疗，力求根治，尤需防寒保暖，防治受邪而诱发，忌烟酒，远房事，调情志，饮食清淡而富有营养。加强体育锻炼，增强体质，提高机体的抗病能力，但活动量应根据个人体质强弱而定，不宜过度疲劳（图27和图28）。

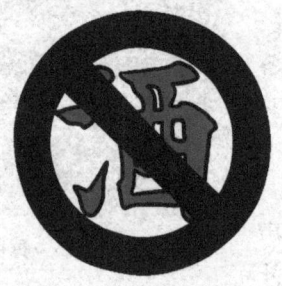   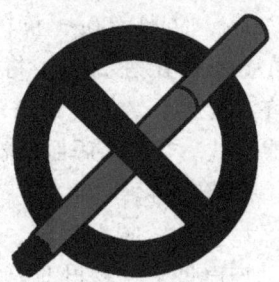

图27 禁酒   图28 禁烟

4 鼻炎

4.1 概述

4.1.1 概念

本节所讲鼻炎主要是西医学中的急慢性鼻炎,属于中医"鼻渊"的范畴,是指鼻流浊涕,如泉下渗,量多不止为主要特征的鼻病。常伴头痛、鼻塞、嗅觉减退,鼻窦区疼痛,久则虚眩不已,是鼻科常见病、多发病之一。亦有"脑漏"、"脑砂"、"脑崩"、"脑渊"之称。多因外感风热邪毒,或风寒侵袭,久而化热,邪热循经上蒸,犯及鼻窍;或胆经炎热,随经上犯,蒸灼鼻窍;或脾胃湿热,循胃经上扰等引起(图29)。

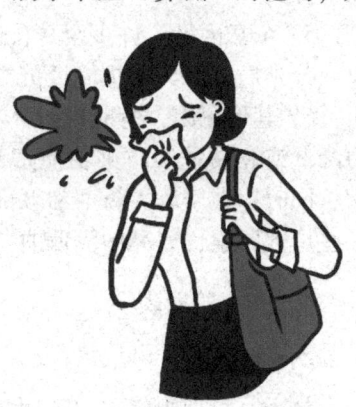

图29 鼻炎

4.1.2 病因病机

(1) 中医病因病机

祖国医学认为本病有虚、实之分,其病因病机可归纳为以下几点。

1) 肺经风热:风热邪毒,袭表犯肺;或风寒侵袭、郁而化热、风热壅遏肺经、肺失清肃,致使邪毒循经上犯,结滞鼻窍,灼伤鼻窦肌膜而为病。

2) 胆腑郁热:胆为刚脏,内寄相火,其气通脑。若情志不畅,喜怒失节,胆失疏泄,气郁化火,循经上犯,移热于脑或邪热犯胆,胆经热盛,上蒸于脑,伤及鼻窦,燔灼肌膜,热炼津液而为涕,迫津下渗发为本病。

3) 脾胃湿热:素嗜酒醴肥甘之物,脾胃湿热内生。运化失常,清气不升,浊阴不降,湿热邪毒循经上犯,停聚窦内,灼损窦内肌膜所致。

4) 脾肺虚弱:鼻渊日久,耗伤肺脾之气,脾虚运化失健,营气难以上布鼻窍;肺气不足,易为邪毒侵袭,且又清肃不利,邪毒滞留鼻窍,凝聚于鼻窦,伤蚀肌膜而为病。

5) 肾阴不足:鼻渊日久,阴精大伤,虚火内扰,余邪滞留不清,两者搏结于鼻窦,肌膜败坏,而成浊涕,发为鼻渊。

(2) 西医病因病机

1) 气候变化：当气候变化较大时，无论是骤凉骤热均易使鼻黏膜受到刺激而引起鼻炎。

2) 环境因素：尤其是自19世纪工业革命以来，人类生存环境急剧变化，大气污染严重超标，空气中的有害物质直接刺激鼻腔黏膜而成为引起鼻炎高发病率的主导因素（30%~40%）。

3) 鼻邻近器管病变：如扁桃体炎、咽炎、腺样体炎等病变炎症可扩散到鼻腔而引起鼻炎。

4) 滥用药物：如长期使用萘甲唑啉（滴鼻净）或服用降压药等均可引起药物性鼻炎。

5) 全身因素：许多全身慢性病如贫血、糖尿病、风湿、结核、心肝肾疾病及内分泌病变均可使机体抵抗力降低，鼻黏膜血液循环障碍而引发鼻炎。

6) 其他原因：有时候身体状态不佳也可以导致疾病发生，尤其是身体抵抗力降低或鼻黏膜的防御功能遭到破坏时，可引起病毒侵入机体、生长繁殖而发病，同时存在于病人鼻部和咽部的致病菌也乘机活跃繁殖，形成继发感染，还有一些局部因素，如鼻中隔偏曲、慢性鼻炎、鼻息肉等也能导致鼻炎发生。

4.1.3 临床表现

(1) 鼻塞

鼻塞特点为间歇性。在白天、天热、劳动或运动时鼻塞减轻，而夜间、静坐或寒冷时鼻塞加重。鼻塞的另一特点为交替性。如侧卧时，居下侧之鼻腔阻塞，上侧鼻腔通气良好。由于鼻塞，间或嗅觉减退、头痛、头昏，说话呈闭塞性鼻音等症状。

(2) 多涕

多涕常为黏液性或黏脓性，偶成脓性。脓性多于季发性感染后出现。

(3) 嗅觉下降

嗅觉下降多为两种原因所致，一为鼻黏膜肿胀、鼻塞，气流不能进入嗅觉区域；二为嗅区黏膜受慢性炎症长期刺激，嗅觉功能减退或消失。

(4) 头痛、头昏

慢性鼻窦炎多表现为头沉重感。

(5) 全身表现

全身表现为多数人有头痛、食欲不振、易疲倦、记忆力减退及失眠等。

4.1.4 临床诊断

(1) 中医诊断

1) 患者具有反复发作的病史。

2) 患者具有的临床表现：鼻流浊涕，如泉下渗，量多不止，常伴头痛、鼻塞、嗅觉减退，鼻窦区疼痛，久则虚眩不已。

(2) 西医诊断

1) 有感冒、急性鼻炎等病史。

2) 以大量黏液性或脓性鼻涕、鼻塞、头痛或头昏为主要症状，急性鼻渊有发热及全身不适。

3) 急性鼻渊发病迅速，病程较短，若治疗不彻底，则迁延为慢性鼻渊。慢性鼻渊病程较长。

4) 鼻腔检查：可见黏膜充血、肿胀、鼻腔或后鼻孔有较多地黏性或脓性分泌物。

5) 鼻窦 X 线摄片：阳性表现有助诊断。

6) CT 扫描：可更清楚地观察窦壁是否受损及窦腔黏膜病变的程度。

7) 鼻窦超声波检查：主要用于上颌窦、额窦的检查，可发现窦腔内积液、息肉或肿瘤。

8) 应注意与鼻窒（鼻炎）相鉴别。

4.2 药枕技术在鼻炎中的应用

4.2.1 技术一

填充药物 霜桑叶、白菊花、薄荷、苍耳子（图30）、辛夷花（图31）、广藿香、白芷各60g，粉丹皮、广陈皮各30g，冰片10g。将上面各药分别快速烘干，一起研成粗末，混合均匀。装入枕芯中，制成药枕。一日一翻药末，待药物不浓时，再换一料。

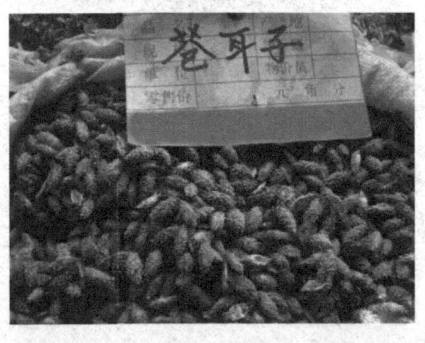

图30 苍耳子

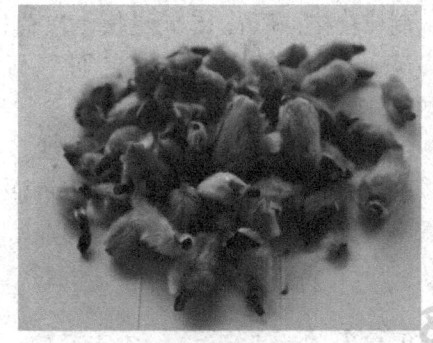

图31 辛夷

治疗原则 疏风清热，芳香开窍。

主治 肺经风热证：鼻流黄涕或黏白量多，间歇性鼻塞，嗅觉功能减退，恶寒发热、头痛、咳嗽，周身酸楚不适，检查见鼻黏膜、下鼻甲、中鼻甲肥大，中鼻道及嗅裂有浊涕，舌质红，苔薄黄，脉浮数。

来源 魏嘉涛．鼻炎药枕方两则．祝您健康，2002，(3)：48

4.2.2 技术二

填充药物 柴胡、龙胆草（图32）、黄芩、青皮、胆南星、芦荟、黄连、青黛、大黄、木桶、石菖蒲、皂角、细辛各50g，全蝎15g，陈小粉炒黑150g，青鱼胆汁、姜汁、竹沥各50ml。现将上药分别烘干，共研粗末，加入青鱼胆汁、姜汁、竹沥拌匀，晒干，打碎成粗末，混合均匀。装入枕芯中，制成药枕。

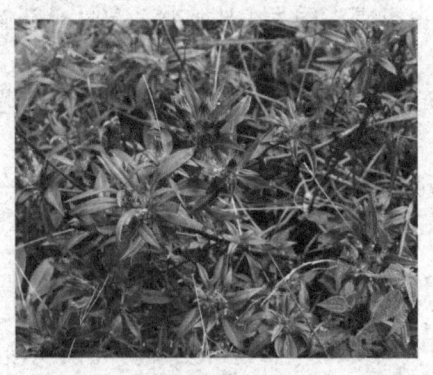

图32 龙胆草

治疗原则 清胆泻热，利湿通窍。

主治 胆腑郁热型鼻渊：鼻涕黄稠如浓，量多且有臭味，头痛、鼻塞，嗅觉减退，口苦咽干，眩晕耳鸣，少寐多梦，急躁易怒。检查见眉间、颧部压痛，鼻黏膜红肿，中、下鼻甲肿大，中鼻道有浓涕，舌质红，苔黄。

4.2.3 技术三

填充药物 藿香500g，甘松200g，黄连150g，栀子（图33）100g，石菖蒲200g，生白术200g，通草300g。将上述药物晒干或烘干，一起研成粗末后装入枕芯中，制成药枕，每隔15天更换1次药物。汗多病人需常换枕面，并定期将药枕晾晒。

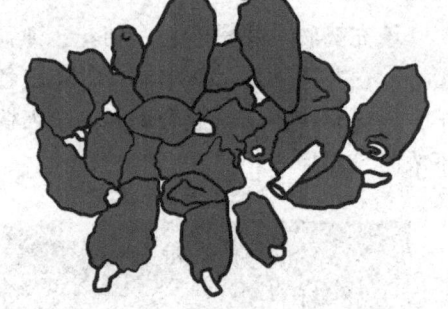

图33 栀子

治疗原则 清热利湿，健脾化浊。

主治 脾胃湿热型鼻渊：鼻流黄涕量多，持续性鼻塞头痛，嗅觉基本消失，头晕、头重、胸闷、纳食减少，检查见鼻黏膜红肿较明显，舌质红，苔黄腻，脉濡数。

4.2.4 技术四

填充药物 荆芥、防风、薄荷、苍耳子、辛夷花各60g，白芷100g，桂枝、川芎各30g，白檀香20g，细辛15g。如平素易感冒，可加入鹅不食草60g，如属过敏性鼻炎，可加入徐长卿60g，蝉衣30g。共研粗末，装入枕芯中，制成药枕，每晚当睡枕用。

治疗原则　温肺散寒，利鼻开窍。

主治　肺气虚寒型鼻渊：鼻流黏涕，色白量多，鼻塞时轻时重，嗅觉减退，每遇风冷时则症状加剧，头晕乏力，咳嗽气短，形寒肢冷，面色㿠白，舌质淡，苔薄白，脉缓弱。

来源　魏嘉涛．鼻炎药枕方两则．祝您健康，2002，(3)：48

4.2.5　技术五

填充药物　葛根100g，人参叶500g，黄精（图34）500g，生白术500g，巴戟天200g，升麻100g。将上面各药分别快速烘干，一起研成粗末，混合均匀。装入枕芯中，制成药枕。

治疗原则　健脾升清，利浊开窍。

主治　脾气虚弱型鼻渊：鼻涕量多无臭味，黏白或黄稠，持续性鼻塞，嗅觉减退，体倦乏力，纳食减少，大便稀溏，胸腹胀满。检查见鼻腔黏膜淡红，或略微苍白，中鼻甲肥大，舌质淡，苔薄白，脉缓弱。

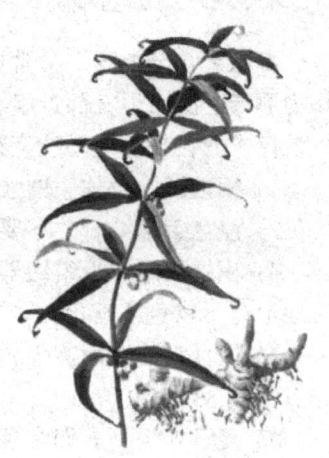

图34　黄精

4.3　按语

4.3.1　鼻炎对人体的危害

鼻窦是鼻腔周围面颅骨的含气空腔，与眼、耳、脑等重要器官邻近，鼻窦有炎症可以通过各种途径引起邻近组织和器官产生并发症，也可通过窦内脓液毒性作用，引起远离器官感染。

(1) 颅内并发症

鼻窦炎症可通过静脉、神经、淋巴管等直接波及颅内，也可引起颅骨的直接破坏侵及颅内，而导致脑膜炎、脑脓肿、海绵窦血栓性静脉炎等，甚至可危及生命。

(2) 眼部并发症

眼眶壁周围2/3以上为菲薄的鼻窦骨壁，还有淋巴管和血管相通，当鼻窦有炎症时，就可因骨壁坏死引起眶内并发症，还可通过鼻眶之间的淋巴交通引起眼部感染。常见的有眶内组织发炎、眶内脓肿、视神经炎等。

(3) 耳部感染

鼻窦炎时，脓鼻涕可引起耳与鼻咽之间的小管发炎肿胀，阻塞，导致卡他性中耳炎、化脓性中耳炎等。

(4) 下行感染

常见的有咽部感染，可引起咽炎、扁桃体炎等疾病；脓鼻涕吞下，可引起消化道病变，出现胃痛、腹泻、便秘等胃肠功能障碍。

4.3.2 鼻炎的预防

鼻渊是临床上的一种常见病、多发病，轻则仅给患者带来局部不适，重则可作为邪毒之源而引发邻近组织及全身病变，甚至可危及生命。因此在临床上应积极治疗，而在平时更要注意预防。

1）积极锻炼身体，增强体质，预防感冒。

2）注意劳逸结合，不要过度劳累而使身体抗病能力下降。

3）积极治疗邻近组织器官病变，如扁桃体炎等，对急性鼻渊也应积极、及时地治疗，以免迁延日久转为慢性或发生其他变证。

4）饮食宜清淡而富于营养，戒除烟酒，少食辛辣刺激之品，患病期间更应注意（图35）。

5）夏日炎炎，人们常喜欢游泳以消除暑热，但游泳时跳水姿势不当或游泳后用力擤鼻，均可使污水进入鼻窦内而引发疾病，应加注意。

6）因鼻出血而行填塞止血时，填塞物不可留置过久，否则不仅可引起局部刺激或污染，也会妨碍窦口通气引流而诱发本病。

7）注意清洁鼻腔，去除积留的鼻涕，保持鼻道通畅。还要注意擤鼻的方法，鼻腔有分泌物而鼻塞重时忌用力擤鼻，以免邪毒逆入耳窍，导致耳窍疾病（图36）。

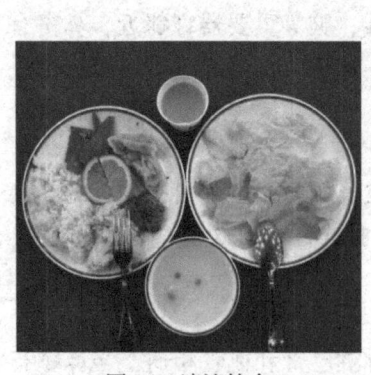

图35 清淡饮食

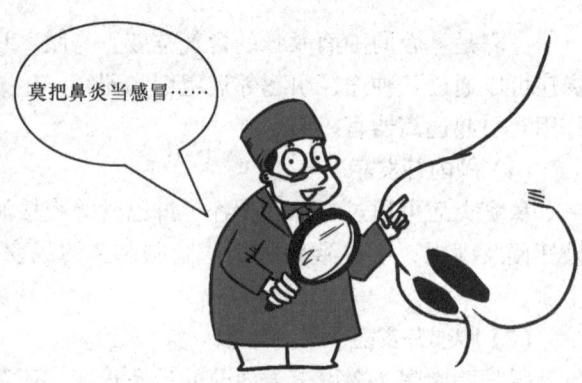

图36 保持鼻腔清洁

8）积极防治牙病，可减少牙源性上颌窦炎的发病。

9）鼻窦内积脓：成为脓毒性病灶，引起关节、肌肉、心、肾及神经系统疾患，儿童表现为智力差，精神不集中，成人则可发生头昏、失眠、记忆力减退、焦躁等症状。

由此可见，鼻渊对人体的危害复杂而严重，因此患上本病一定要彻底、积极地治疗，不可掉以轻心。

5 自汗、盗汗

5.1 概述

5.1.1 概念

自汗、盗汗是由于阴阳失调，腠理不固，而导致汗液外泄失常的病证。不因外界环境因素的影响，白昼时时汗出，动辄亦甚者称为自汗；寐中汗出，醒来自止者称为盗汗，也称为寝汗（图37）。《明医指掌·自汗盗汗心汗证》对自汗、盗汗的名称做了恰当的说明："夫自汗者，朝夕汗自出也。盗汗者，睡而出，觉而收，如寇盗然，故以名之。"

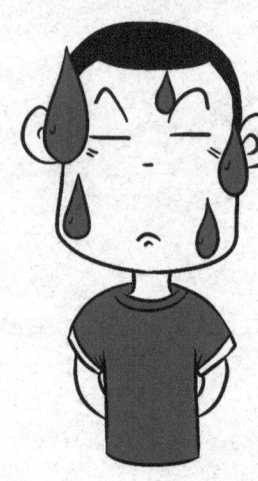

图37

5.1.2 病因病机

（1）中医病因病机

出汗是人体的生理现象。在天气炎热、穿衣过厚、饮用热汤、情绪激动、劳动奔走等情况下，出汗量增加，此属正常现象。在感受表邪时，出汗又是祛邪的一个途径，外感病邪在表，需要发汗以解表。

汗为心之液，由精气所化，不可过泄。以出汗增多为主要症状的病理变化，主要由以下病因所引起。

1) 肺气不足：素体薄弱，病后体虚，或久患咳喘，耗伤肺气，肺与皮毛相表里，肺气不足之人，肌表疏松，表虚不固，腠理开泄而致自汗。

2) 营卫不和：由于体内阴阳的偏盛偏衰，或表虚之人微受风邪，导致营卫不和，卫外失司，而致汗出。

3) 阴虚火旺：烦劳过度，亡血失精，或邪热耗阴，以致阴精亏虚，虚火内生，阴津被扰，不能自藏而外泄，导致盗汗或自汗。

4) 邪热郁蒸：由于情志不舒，肝气郁结，肝火偏旺，或嗜食辛辣厚味，或素体湿热偏盛，以致肝火或湿热内盛，邪热郁蒸，津液外泄而致汗出增多。

上述几方面的病因，归纳言之，主要是通过以下两个方面而形成汗证：一是肺气不足或营卫不和，以致卫外失司而津液外泄；二是由于阴虚火旺或邪热郁蒸，逼津外泄。病机总属阴阳失调，腠理不固，营卫失和，汗液外泄失常。

病理性质有虚实之分，但虚多实少，一般自汗多为气虚，盗汗多为阴虚。属实证者多由肝火或湿热郁蒸所致。虚实之间可相互转化，如邪热郁蒸，久则伤阴耗气，转为虚证；虚证亦可兼有火旺或湿热。虚证之间自汗日久可伤阴，盗汗日久则伤阳，以致出现阴阳两虚之候。

(2) 西医病因病机

西医学中的甲状腺功能亢进、自主神经功能紊乱、风湿热、结核病等都可导致自汗、盗汗。

出汗是人体的体温调节方式。当觉得热的时候，或者在做运动的过程中，可以通过汗液的蒸发帮助机体把体温降低到正常水平。但是日常生活中发现，有的人特别爱出汗，即便是在大冬天，手脚也总是湿乎乎的。像这样出汗过多就是一种病态，叫多汗症。

出汗是由交感神经系统控制的。人体的汗腺多达500万个，其中2/3的汗腺分布在手掌，所以紧张的时候手心最容易出汗。相关专家认为，多汗症的主要原因可能是交感神经过度兴奋导致汗腺分泌过剩。

当然，引起多汗症的原因还有很多，有些疾病也可以引起汗液排出增加。比如，多汗兼有心悸、失眠、食欲亢进、情绪波动，可能是甲状腺功能亢进的表现；胸闷、肋下胀痛、出冷汗、食欲不振等一系列症状可能是心脑血管疾病的表现；糖尿病可以导致自主神经病变，患者表现为排汗异常，如无汗、少汗或多汗。所以，当临床遇到原因不明的皮肤多汗时，不要忘记检查尿糖、血糖和血糖代谢率。

5.1.3 临床表现

1）主要表现：不因外界环境影响，在头面、颈胸，或四肢、全身出汗者。昼日汗出溱溱，动则益甚为自汗；睡眠中汗出津津，醒后汗止为盗汗。

2）伴随症状：自汗常伴有气虚不固的症状；盗汗常伴有阴虚内热的症状。

3）除外其他疾病引起的自汗、盗汗。

5.1.4 临床诊断

(1) 中医诊断

1）不因外界环境影响，在头面、颈胸，或四肢、全身出汗者。昼日汗出溱溱，动则益甚为自汗；睡眠中汗出津津，醒后汗止为盗汗。

2）除外其他疾病引起的自汗、盗汗。作为其他疾病过程中出现的自汗、盗汗，因疾病不同，各具有该疾病的症状及体征，而且出汗大多不居于突出地位。

3）有病后体虚、表虚受风、思虑烦劳过度、情志不舒、嗜食辛辣等易于引起自汗、盗汗的病因存在。

(2) 西医诊断

做红细胞沉降率、抗"O"、T_3、T_4、基础代谢、胸部正侧位 X 线片、痰涂片等检查，以排除风湿热、甲状腺功能亢进、肺结核等疾病引起的出汗增多。

5.2 药枕技术在自汗、盗汗中的应用

5.2.1 技术一

填充药物 生黄芪 500g，生白术 500g，麦冬 300g，防风 300g，黄精 300g，皂角 10g，雄黄 100g，藿香 200g。将上药各喷洒酒、食用醋（雄黄、皂角不喷醋）少许，再烘干，共研粗末，混匀，装入枕芯，做成药枕，使病人随时枕于头项之下。嘱病人尽量以鼻吸气，口吐气方式呼吸。

治疗原则 益气固表。

主治 肺卫不固证：汗出恶风，稍劳汗出尤甚，或表现半身、某一局部出汗。易于感冒，体倦乏力，周身酸楚，面色㿠白少华。苔薄白，脉细弱。

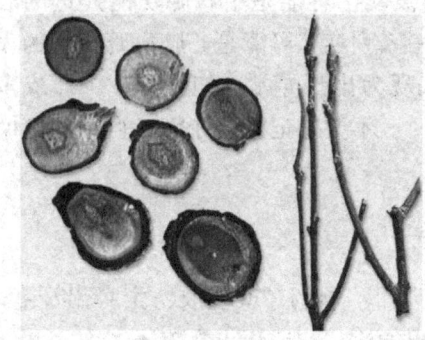

图 38 桂枝

5.2.2 技术二

填充药物 桂枝（图 38）1000g，白芍 500g，大枣 200g，甘草 200g，雄黄 100g，辛夷 100g，藿香 100g，佩兰 100g，皂角 20g。将上药分别烘干，共研细末，混匀，装入枕芯，制成药枕，令病人枕之（注意：高血压患者慎用此枕）。

治疗原则 调和营卫。

主治 营卫不和：汗出恶风，时发寒热，周身酸楚不适，或局部汗出，头痛，舌淡，苔薄白，脉浮缓。

5.2.3 技术三

填充药物 黑豆（图 39）1000g，磁石 1000g。将黑豆打碎成粗末，磁石打碎成米粒大小，混匀后装入枕芯，令患者睡觉时枕之。

治疗原则 滋阴降火。

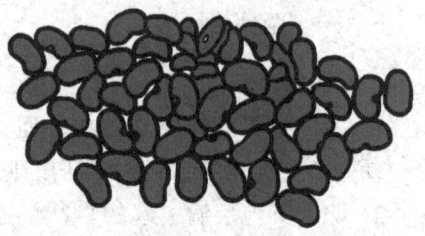

图 39 黑豆

主治 阴虚火旺：夜寐盗汗或有自汗，五心烦热，或兼午后潮热，两颧色红，口渴，舌红少苔，脉细数。

5.2.4 技术四

填充药物 绿豆衣、橘叶、龙胆草、桑叶、地骨皮、菊花、草决明各150g。将上药一起烘干，粉碎成粗末，混合均匀后用纱布包裹起来，缝住边缝，制成薄型的枕芯，置于普通枕头的上面使用。

治疗原则 清肝泄热，化湿和营。

主治 邪热郁蒸：蒸蒸汗出，汗黏，汗液易使衣服黄染，面赤烘热，烦躁，口苦，小便色黄，舌苔薄黄，脉象弦数。

5.3 按语

疾病预防

1）加强体育锻炼，注意劳逸结合，避免思虑烦劳过度，保持精神愉快，少食辛辣厚味，是预防自汗盗汗的重要措施（图40）。

2）汗出之时，腠理空虚，易于感受外邪，故当避风寒，以防感冒。汗出之后，应及时用干毛巾将汗擦干。

3）出汗多者，需经常更换内衣，并注意保持衣服、卧具干燥清洁。

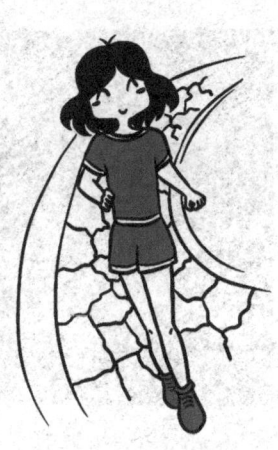

图40 加强体育锻炼

6 心悸

6.1 概述

6.1.1 概念

心悸包括惊悸和怔忡，是指患者自觉心中悸动、惊惕不安，甚至不能自主的一种病证，发生时，患者自觉心跳快而强，并伴有心前区不适感。临床上一般多呈阵发性，每因情绪波动或劳累过度而发作，且常与失眠、健忘、眩晕、耳鸣等症并见，凡各种原因引起心脏搏动频率、节律发生异常，均可导致心悸（图41）。

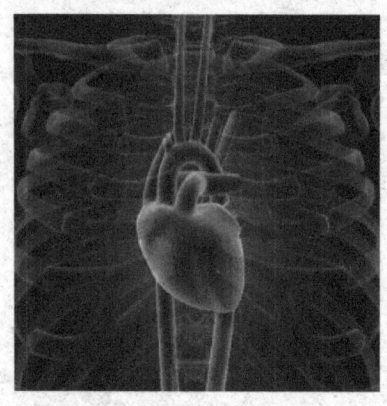

图41 心悸

6.1.2 病因病机

(1) 中医病因病机

心悸的形成，常与心虚胆怯、心血不足、心阳虚衰、水饮内停、瘀血阻络等因素有关。《杂病源流犀烛·怔忡源流》说："怔忡，心血不足病也……心血消亡，神气失守，则心中空虚，快快动摇不得安宁，无时不作，名曰怔忡；或由阳气内虚，或由阴血内耗，或由水饮停于心下，水气乘心……或事故烦冗，用心太劳……或由气郁不宣而致心动……以上皆怔忡所致之由也。"临床上常见的病因病机主要有如下几类。

1) 心虚胆怯：平时心虚胆怯之人，由于突然遭受惊恐，如耳闻巨响，目睹异物，或遇险临危，使心惊神慌不能自主，渐至稍惊则心悸不已，如《济生方·惊悸论治》指出："惊悸者，心虚胆怯之所致也，且心者君主之官，神明出焉，胆者中正之官，决断出焉，胆气不怯，决断思虑，得其所矣。或因事有所大惊，或闻巨响，或见异相，登高涉险，惊忤心神，气与涎郁，遂使惊悸。"除此之外，大怒、大恐伤及肝、肾，怒则气逆，恐则精却，阴虚于下，火逆于上，亦可动撼心神，而发惊悸。如痰热内蕴，再加郁怒，胃失和降，痰火互结，上扰心神，亦可导致心悸的发生，此即《丹溪心法·惊悸怔忡》所言"痰因火动"的说法。

2) 心血不足：心主血，若心血不足，心失所养，则常常导致心悸、怔忡。

《丹溪心法·惊悸怔忡》指出："怔忡者血虚，怔忡无时，血少者多"。人体阴血亏损，心失所养，心不能藏神，故神不安而志不宁，进而发为本病。因此久病体虚，失血过多容易导致心悸。如果过度思虑，劳伤心脾，不仅暗耗心血，而且影响脾胃生化之源，并逐渐出现气血两亏，心失所养，而引发心悸。

3) 阴虚火旺：久病体虚，或遗泄频繁，或房劳过度，伤及肾阴；或肾水素亏，水不济火，虚火妄动，上扰心神，亦能导致本病。正如《素问玄机原病式·火类》指出："水衰火旺而扰火之动也，故心胸燥动，谓之怔忡。"

4) 心阳不振：《伤寒明理论·悸》曰："其气虚者，由阳气内弱，心下空虚，正气内动而悸也。"可见大病久病之后，阳气衰弱，不能温养心脉，故可导致心悸不安。

5) 水饮凌心：脾肾阳虚，不能蒸化水液，停聚而为饮，饮邪上犯，心阳被抑，因而引起心悸。

6) 瘀血阻络：心阳不振，血液运行不畅或由痹证发展，久之形成瘀血内停，营血运行不畅，从而引起心悸怔忡。如《素问·痹论》指出："脉痹不已，复感于邪，内舍于心"，"心痹者，脉不通，烦则心下鼓"。《医宗必读·悸》又解释说："鼓着，跳动如击鼓也。"

(2) 西医病因病机

1) 心脏搏动、心脏收缩力增强可引起心悸：心悸可为生理性或病理性。生理性者可见于健康人在精神过度紧张或强烈体力活动之时。但也可见于大量吸烟、饮酒、饮浓茶或咖啡，或应用某些药物如麻黄素、咖啡因、肾上腺素类、氨茶碱、苯丙胺、阿托品、甲状腺片等的人，且常和摄入量大小及个体敏感性有关。病理性心脏搏动增强所致心悸可由于：①心室肥大：后天获得性心脏病如高血压性心脏病、风湿性主动脉瓣关闭不全、梅毒性或其他原因所致的风湿性二尖瓣关闭不全、主动脉瓣关闭不全等，由于左心室肥大、心收缩力增强，可引起心悸。脚气病性心脏病时，左、右心室均增大，病情发展快，心悸常明显而强烈。②引起心排血量增加的其他病变：贫血、甲状腺功能亢进、高热等均可引起心率加快，心搏动加强而引起心悸。贫血时血液携氧量少，器官与组织缺氧，主要代偿机制是通过加快心率、增加心排血量以保证供氧。急性失血性贫血所致心悸尤为明显。高热时机体基础代谢率增高、组织耗氧量增加，因而通过加快心率以保证供氧，心率加快导致心悸。甲状腺功能亢进时由于患者交感神经兴奋性增高与基础代谢率增高，也常引起心悸。活动性肺结核患者虽无明显发热也易发生心悸，且作为结核中毒症状之一，考虑主要和交感神经兴奋性增高有关。此外在风湿性心脏炎、低血糖、感染性心内膜炎、布鲁菌病发作等均易引起心悸。当嗜铬细胞瘤发生阵发性血压升高，可出现心悸，这与血中儿茶酚胺水平突然升高、兴奋交感神经有关。

2) 心律失常：①心动过速：各种原因所致的窦性心动过速、心动过速型心房颤动或心房扑动等，特别是突然发生者，均易引起心悸。②心动过缓：高度房室传导阻滞、房室交界性心律、自发性室性心律、病态窦房结综合征、迷走神经兴奋性过高等，由于心率缓慢、舒张期延长、心室充盈度增加，致心搏强而有力，可引起心悸，但心悸多见于心率突然转慢之时。③心律失常：如过早搏动（期前收缩）、心房颤动等，均可引起心悸。偶发性过早搏动通常不致引起自觉症状，但患者可因心脏突然跳动而感到心悸，有时也可出现心脏突然停跳的感觉（代偿性间歇）。

3) 心脏神经官能症：心脏神经官能症是由于自主神经功能失调引起的一种临床综合征，临床上患者以青壮年女性为多。患者除感心悸之外，常有心率加快、心前区刺痛或隐痛、呼吸不畅，并常伴有头晕、头痛、失眠、易疲劳、注意力不集中等神经官能症症状。发病常与精神因素有关，每因情绪激动而发作。β-肾上腺素能受体反应亢进综合征是自主神经功能紊乱引起。患者主要表现为心悸、胸闷、头晕、心动过速等症状，与刺激交感神经β受体所致的症状相似。精神刺激常为发病诱因。易患群体以青壮年妇女为主。

6.1.3 临床表现

心悸的基本证候特点是发作性心跳剧烈，心慌不安，不能自主，或一过性、阵发性，或持续时间较长，或一日数次发作，或数日一次发作。常兼见胸闷气短，神疲乏力，头晕喘促，甚至不能平卧，以致出现晕厥。其脉象表现或数或迟，或乍疏乍数，并以结脉、代脉、促脉、涩脉为常见。

心悸失治、误治，可出现变证。若心悸兼见浮肿、尿少、形寒肢冷、坐卧不安，动则气喘，脉疾数微，此为心悸重症之心肾阳虚、水饮凌心的特点。若心悸突发，喘促，不得卧，咯吐泡沫痰，或为粉红色痰涎，或夜间阵发咳嗽，尿少肢肿，脉数细微，此为心悸危症水饮凌心射肺之特点。若心悸突见面色苍白，大汗淋漓，四肢厥冷，喘促欲脱，神志淡漠，此为心阳欲脱之危证。心悸危证晕厥之特点为心悸脉象散乱，极疾或极迟，面色苍白，口唇发绀，突发意识丧失，肢体抽搐，短暂即恢复正常而无后遗症，或一厥不醒。

6.1.4 临床诊断

(1) 中医诊断

1) 自觉心搏异常，或缓慢，或快速，或跳动过重，或忽跳忽止，呈阵发性或持续不解，神情紧张，心慌不安，不能自主。

2）伴有胸闷不舒，平时易激动，心烦眠差，颤抖乏力，头晕等症状。中老年患者，可伴有心胸疼痛，甚则喘促，汗出肢冷，或见晕厥。

3）可见数、促、结、代、缓、沉、迟等脉象。

4）常由情志刺激如惊恐、紧张及劳倦、饱食、饮酒等因素而诱发。

(2) 西医诊断

1）病史：心悸是许多疾病的一个共同表现，其中有一部分心悸的患者并无器质性病变，因而病史对于心悸的诊断尤为重要。如应仔细询问患者心悸的发生是否与体力活动、精神状态以及应用药物等因素有关。若心悸常在轻度体力活动后产生，则考虑病变多为器质性的，应进一步询问既往有无器质性心脏病的病史；若心悸发生在剧烈运动之后，或在应用阿托品等药物之后，则为机体的一种生理反应。另外，心悸发作持续时间的长短也与病因有关，如突然发生的心悸在短时间内很快消失，但易反复发作，则多与心律失常有关。此时应详细追问心悸发作当时患者的主观感觉，如有无心跳过快、过慢或不规则的感觉，是否伴有意识改变及周围循环障碍，以便做出初步诊断。倘若患者从幼年时即出现心悸，则多与先天性心血管疾病有关。详细询问病史除对病因有一个初步判断外，还可以了解患者有无其他官能性诉述或表现，对以后的治疗也有很大的帮助。

2）体格检查：医生询问完病史之后，就应有针对性地对患者进行体格检查。如怀疑患者有器质性心脏病时，应重点检查心脏有无病理性体征，如有无心脏增大、心脏杂音以及心律改变等，有无血压增高、脉压差增大、水冲脉等心脏以外的心脏病体征。患者的全身情况如精神状态、体温、有无贫血、多汗及甲状腺肿大等也应仔细检查，避免遗漏。

3）实验室检查：若考虑患者有甲状腺功能亢进、低血糖或嗜铬细胞瘤等疾病时可进行相关的实验室检查，如测定血清T_3、T_4甲状腺吸碘率、血糖、血、尿儿茶酚胺等。当考虑贫血时，可查血常规，必要时可进行骨髓穿刺检查骨髓涂片以进一步明确病因。

4）器械检查：最重要的是心电图检查，且方便快捷，患者无痛苦。心电图检查不仅可以发现有无心律失常，还可以发现心律失常的性质。若静息时心电图未发现异常，可嘱患者适当运动（如爬楼梯等）或进行24小时动态心电图监测，对于怀疑有器质性心脏病的患者，为进一步明确病因，还可进行心脏多普勒超声检查以了解心脏病变的性质及严重程度。

5）伴随症状：①伴有心前区痛可见于冠状动脉粥样硬化性心脏病（如心绞痛、心肌梗死）、心肌炎、心包炎，亦可见于心脏神经官能症等。②伴发热可见于心肌炎、心包炎、感染性心内膜炎、急性传染病、风湿热等。③伴晕厥或抽搐可见于高度房室传导阻滞、病态窦房结综合征、心室颤动或阵发性室性心动过速等。④伴贫血可见于各种原因引起的急性失血,此时患者常有脉搏微弱、虚汗、血压下降或休克。慢性贫血导致的心悸多在劳累后较明显。⑤伴呼吸困难可见于心肌炎、心包炎、急性心肌梗死、心力衰竭、重症贫血等。⑥伴消瘦及出汗可见于甲状腺功能亢进。

6.2 药枕技术在心悸中的应用

6.2.1 技术一

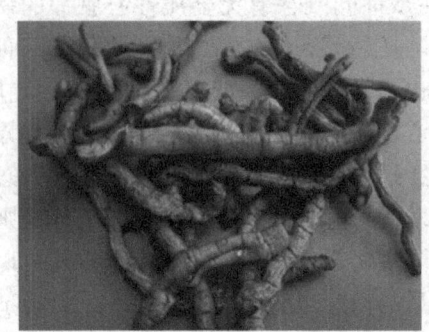

图42 远志

填充药物 生磁石500g,海蛤壳500g,生铁落500g,远志(图42)300g,石菖蒲200g。磁石、生铁落打碎,余药烘干,研成粗末状,混匀,装入枕芯,做成药枕,使病人随时枕于头项之下。

治疗原则 镇惊定志,养心安神。

主治 心虚胆怯型心悸:心悸不宁,善惊易恐,坐卧不安,不寐多梦而易惊醒,恶闻声响,食少纳呆,苔薄白,脉细略数或细弦。

6.2.2 技术二

填充药物 丹参1000g,桑椹子200g,川芎200g,当归(图43)200g,冰片10g。上药除冰片外,一起烘干,研成粗末,兑入冰片,混合均匀后用纱布包裹起来,缝住边缝,制成薄型的枕芯,置于普通枕头的上面使用。

治疗原则 补血养心,益气安神。

主治 心血不足型心悸:心悸气短,头晕目眩,失眠健忘,面色无华,倦怠乏力,纳呆食少,舌淡红,脉细弱。

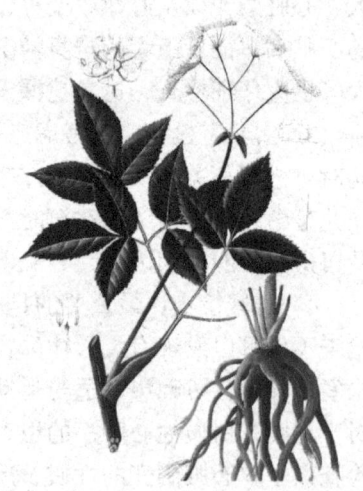

图43 当归

6.2.3 技术三

填充药物 地龙100g,生地(图44)300g,磁石500g,五味子200g,代赭石500g,桑椹子200g,赤芍150g,豨莶草150g,冰片5g。现将磁石、代赭石打碎,与冰片混匀。余药烘干,共研粗末，与上药末混匀，用纱布包裹起来，缝住边缝，制成薄型的枕芯，置于普通枕头的上面使用。

治疗原则 滋阴清火，养心安神。

主治 阴虚火旺型心悸：心悸易惊，心烦失眠，五心烦热，口干，盗汗，思虑劳心则症状加重，伴耳鸣腰酸，头晕目眩，急躁易怒，舌红少津，苔少或无，脉象细数。

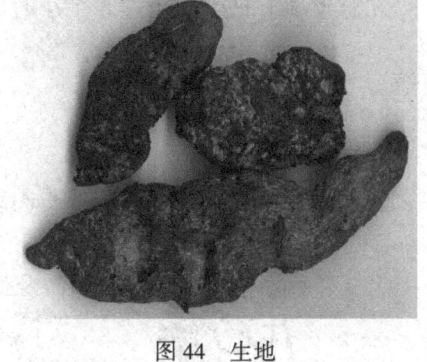

图44 生地

6.2.4 技术四

填充药物 公丁香（图45）500g，肉桂心500g，大附子200g，麻黄150g，细辛100g。现将上药分别烘干，共研粗末，混合均匀后用纱布包裹起来，缝住边缝，制成薄型的枕芯，置于普通枕头的上面使用。

治疗原则 温补心阳，安神定悸。

主治 心阳不振型心悸：心悸不安，胸闷气短，动则尤甚，面色苍白，形寒肢冷，舌淡苔白，脉象虚弱或沉细无力。

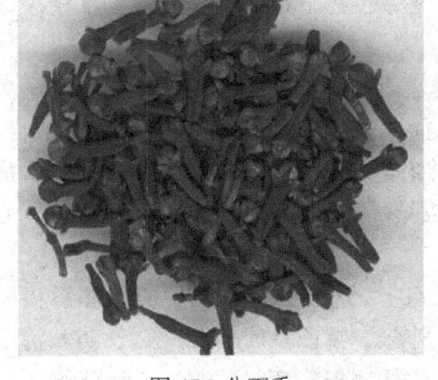

图45 公丁香

注意事项 使用药枕前，需喝温开水5ml，阴血不足、虚火上炎者禁用。

6.2.5 技术五

填充药物 丹参500g，当归500g，蒲黄500g，远志500g，土虫100g，龙骨300g，牡蛎300g，五灵脂（图46）300g，冰片20g。上药除蒲黄、冰片以外，分别烘干，共研粗末，混合均匀后用纱布包裹起来，缝住边缝，制成薄型的枕芯，置于普通枕头的上面使用。

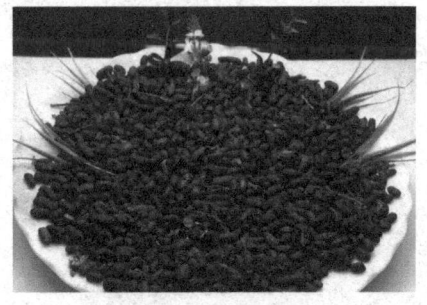

图46 五灵脂

治疗原则 活血化瘀，理气通络。

主治 瘀阻心脉型心悸：心悸不安，胸闷不舒，心痛时作，痛如针刺，唇甲青紫，舌质紫暗或有瘀斑，脉涩或结或代。

注意事项 每天应当枕 8 个小时以上。

6.3 按语

疾病预防

1) 心悸每因情志内伤、恐惧而诱发，故患者应经常保持精神乐观，心情舒畅，情绪稳定，坚持治疗，坚定信心。应避免惊恐刺激及忧思恼怒等不良刺激（图47）。

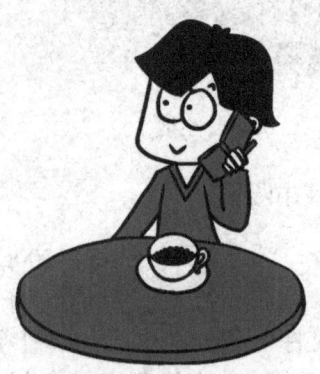

图 47 快乐其实很简单

2) 饮食有节。进食富有营养而易消化的食物，平素饮食禁忌过饥、过饱，戒烟酒、浓茶，以低脂、低盐饮食。心气阳虚者忌过食生冷，心阴虚者忌辛辣炙煿，痰湿、瘀血者忌过食肥甘，水饮凌心者宜少食盐。

3) 生活作息要有规律。注意寒暑变化，避免外感六淫邪气而诱发或加重心悸。注意劳逸结合。轻证可从事适当体力活动，以不觉劳累、不加重症状为度，避免剧烈活动。重症心悸患者，平时有心悸、气短等症状，应卧床休息，待症状消失后，也应循序渐进地增加活动量。

4) 心悸病势缠绵，患者应做好长期治疗的心理准备。获效后应该注意巩固治疗。并积极治疗原发证，如胸痹、痰饮、肺胀、喘证及痹病等，对预防和治疗心悸发作具有重要意义。还应及早发现变证、坏病先兆症状，做好急救准备。

7 高血压病

7.1 概述

7.1.1 概念

高血压病是最常见的慢性病，也是心脑血管病最主要的危险因素，脑卒中、心肌梗死、心力衰竭及慢性肾病是其主要并发症（图48）。实践证明，高血压病是可以预防和控制的疾病，降低高血压病患者的血压水平，可明显减少脑卒中及心脏病事件，显著改善患者的生存质量，有效降低疾病负担。高血压病的危害性与患者的血压水平相关外，还取决于同时存在的其他心血管病危险因素、靶器官损伤以及并发的其他疾病的情况。因此在高血压病的定义与分类中，将高血压病的诊断标准定在收缩压≥140mmHg（1mmHg=133.3Pa）和（或）舒张压≥90mmHg，根据血压水平分为正常、正常高值血压和1、2、3级高血压之外，同时还根据危险因素、靶器官损伤和同时并发的其他疾病进行危险分层。

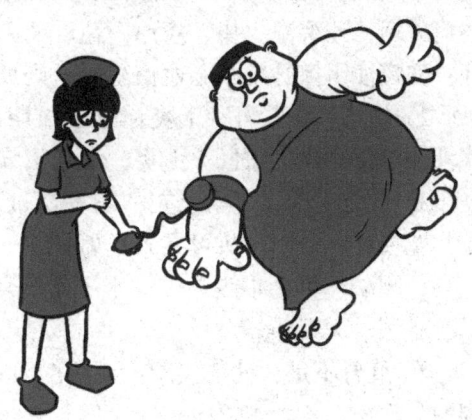

图48 高血压病

高血压病患病率随年龄增长而升高；女性在更年期前患病率略低于男性，但在更年期后迅速升高，甚至高于男性；高纬度寒冷地区患病率高于低纬度温暖地区，高海拔地区高于低海拔地区；与饮食习惯有关，盐和饱和脂肪摄入越高，平均血压水平和患病率也越高。我国人群高血压病流行有两个比较显著的特点：从南方到北方，高血压病患病率呈递增趋势；不同民族之间高血压病患病率也有一些差异，生活在北方或高原地区的民族患病率较高，而生活在南方或非高原地区的民族患病率则较低，这种差异可能与地理环境、生活方式等有关，尚未发现各民族之间有明显的遗传背景差异。

治疗高血压病的主要目的是最大限度地降低心血管发病和死亡的总危险，因此，要求医生在治疗高血压病的同时，干预患者所有的可逆性心血管危险因素、靶器官损伤和并发存在的临床疾病。对于一般高血压病患者，降压目标是 140/90mmHg 以下，对于并发糖尿病或肾病等高危病人，血压应在病人能耐受的情况下酌情降至更低水平。

7.1.2 病因病机

(1) 中医病因病机

祖国医学认为，高血压病多因长期精神紧张、忧思恼怒、机体阴阳平衡失调，或嗜食肥甘厚腻、烟酒过度，也与遗传因素等有关。高血压病的中医学病因如下。

1) 饮食失常，痰浊内蕴：嗜酒肥甘、膏粱厚味、饥饱无度，使脾胃郁伤，健运失司，致聚湿生痰、痰浊内蕴、清阳不升，可致高血压病，多见眩晕、胸闷等；如痰浊阻塞脉络、心血瘀阻时，则见胸痛、胸闷等。

2) 情志失调，肝火上炎：由于长期精神紧张、忧思恼怒、忧郁过度，使肝气郁滞，郁久化火致肝火上炎，症见头痛、头昏、目眩、面赤等。

3) 肝肾阴虚，肝阳上亢：或哀伤过度，或老年体弱、肾水不足，或肝火郁久，耗损肝肾之阴，故可导致肝肾阴虚。水不涵木，则肝阳上亢，症多见头昏、耳鸣、腰酸、手足心热等；肾水不足，不能上济心阴，使心火上炎，症多见心悸、心烦、失眠等。

4) 肝肾不足，冲任失调：更年期阶段的妇女，常可出现肝肾不足、冲任失调的高血压。

5) 气阴两虚，阴阳两虚：久病不愈，气阴、阴阳俱损，多见于高血压后期，但气阴两虚多出现在阴阳两虚之前。

(2) 西医病因病机

原发性高血压病的病因和发病机制尚未完全明了，近年来，随着各学科的发展，以及自发性高血压病大鼠模型的建立，许多研究已达到分子水平。目前，各种学说中以 Page 的镶嵌学说比较全面，认为高血压并非由单一因素引起，而是彼此之间相互影响的多种因素造成（图49）。

1) 遗传因素：约75%的原发性高血压病患者具有遗传素质，同一家族中高血压病患者常集中出现。近来研究发现，血管紧张素（AGT）基因可能有 15 种缺陷，正常血压的人可偶见缺陷，而高血压患者在 AGT 基因上的 3 个特定部位均有相同的变异。患高血压病的姐妹或兄弟可获得父母的 AGT 基因的同一拷贝。有这种遗传缺隐的高血压病患者，其血浆血管紧张素原水平高于对照组。

2) 膳食电解质：一般而言，日均摄盐量高的人群，其血压升高百分率或平均血压高于摄盐量低者。钙可减轻钠的升压作用，我国膳食普遍低钙，可能加重

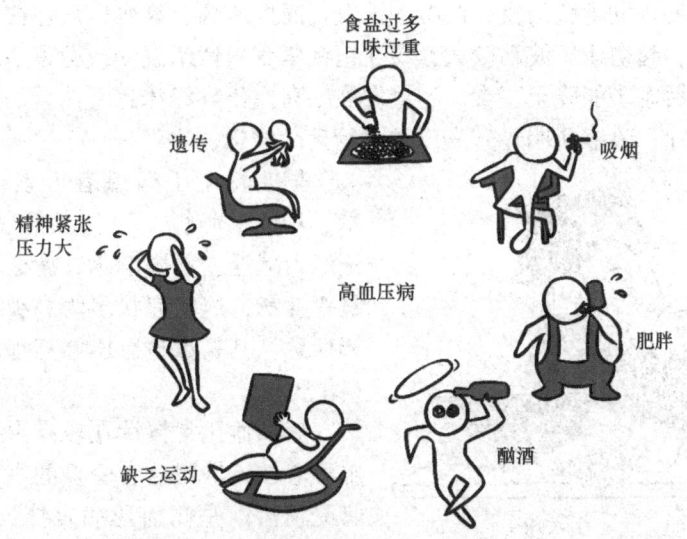

图49 引起高血压病的因素

钠/钾对血压的作用。增加膳食钙摄量的干预研究表明，钙的增加使有些患者血压降低。钾能促进排钠，吃大量蔬菜可增加钾摄入量，有可能保护动脉不受钠的不良作用影响。

3）社会心理应激：相关资料显示，社会心理应激与高血压病发病有密切关系。应激性生活事件包括失恋、丧偶、父母早亡、家庭成员车祸死亡、病残、家庭破裂、经济政治冲击等。遭受生活事件刺激者高血压患病率比对照组高。研究发现，社会心理应激可改变体内激素平衡，从而影响所有代谢过程。

4）肾因素：肾髓质间质细胞分泌抗高血压脂质如前列腺素、抗高血压中性肾髓质脂等分泌失调，排钠功能障碍均可能与高血压病发病有关。

5）神经内分泌因素：一般认为，细动脉的交感神经纤维兴奋性增强是本病发病的重要神经因素。但是，交感神经节后纤维有两类：①扩血管纤维，递质为降钙素基因相关肽及P物质；②缩血管纤维，递质为神经肽Y及去甲肾上腺素。这两种纤维功能失衡，即后者功能强于前者时，才引起血压升高。近年来，中枢神经递质和神经肽，以及各种调节肽与高血压的关系已成为十分活跃的研究领域。

7.1.3 临床表现

高血压病根据起病缓急和病情进展情况，临床上分缓进型高血压病和急进型恶性高血压病两种。缓进型高血压病比较多见，约占95%，起病隐匿，病情发展缓慢，病程长达10~20年以上，早期常无任何症状，偶尔查体时发现血压升高，个别患者可突然发生脑出血,此时才被发现高血压病。高血压病往往是收缩压和舒张压均高,起初血压波动较大,易在精神紧张、情绪波动或劳累后增高,去除病因或休息后血压能降至正常。随着发展,高血压病经休息不能转为正常,需要服降压药治疗,收缩压明显升高,常提示动脉硬化。

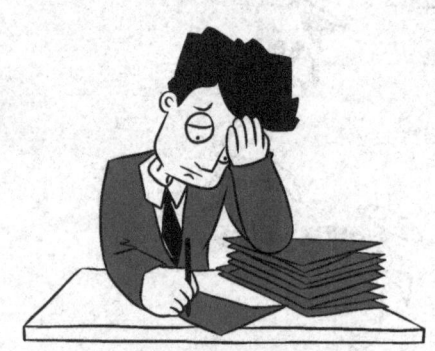

图50 高血压头痛表现

早期高血压病患者可表现头痛、头晕、耳鸣、心悸、眼花、注意力不集中、记忆力减退、手脚麻木、疲乏无力、易烦躁等症状,这些症状多为高级神经功能失调所致,其轻重与血压增高程度可不一致(图50)。

后期血压常持续在较高水平,并伴有脑、心、肾等靶器官受损的表现。这些器官受损可以是高血压病直接损害造成的,也可以是间接地通过加速动脉粥样硬化性疾病产生而造成的。这些靶器官受损的早期可无症状,最后导致功能障碍,甚至发生衰竭。如高血压病引起脑损害后,可引起短暂性脑血管痉挛,使头痛头晕加重,一过性失明,半侧肢体活动失灵等,持续数分钟或数小时可以恢复,也可发生脑出血。对心脏的损害先是心脏扩大,后发生左心衰竭,可出现胸闷、气急、咳嗽等症状。当肾脏受损害后,可见夜间尿量增多或小便次数增加,严重时发生肾衰竭,可有尿少、无尿、食欲不振、恶心等症状。

7.1.4 临床诊断

(1) 中医诊断

中医将高血压归属于"眩晕"、"头痛"的范畴。根据相关的高血压病国际标准和地方诊断标准,有人提出高血压病的中医诊断依据为慢性起病,逐渐加重,或者急性起病,或者反复发作。临床上可见有头晕目眩,视物旋转,轻者闭目即止,重者如坐车船,甚至仆倒在地,或者见头痛,可伴有恶心、呕吐、眼球震颤、耳鸣耳聋、汗出、面色苍白等。

(2) 西医诊断

①确诊高血压,即是否血压确实高于正常;②除外症状性高血压;③高血压分期、分级;④重要脏器脑、心、肾功能估计;⑤判断有无合并可影响高血压病病情发展和治疗的情况,如冠心病、糖尿病、高脂血症、高尿酸血症、慢性呼吸道疾病等。

由于血压的波动性,应至少两次在非同日静息状态下测得血压升高时方可诊断为高血压,而血压值应以连续测量三次的平均值计(图51)。需注意情绪激动、体力活动时会引起一时性的血压升高。研究表明被测者手臂过粗,周径大于35cm时,明显动脉粥样硬化者气袖法测得的血压可高于实际血压。另外,近年来"白大衣高血压"引起人们的注意,由于环境刺激在诊所测得的血压值高于正常,而实际并无高血压。白大衣高血压的发生率各家报道不一,约为30%。当诊断有疑问时可作冷加压试验,高血压病人收缩压增高35mmHg以上而舒张压增高25mmHg以上。为明确诊断尚可作动脉血压监测,此项检测能观察昼夜血压变化,除有助于诊断外还可对高血压的类型作判断,约80%高血压病患者的动态血压曲线呈"勺

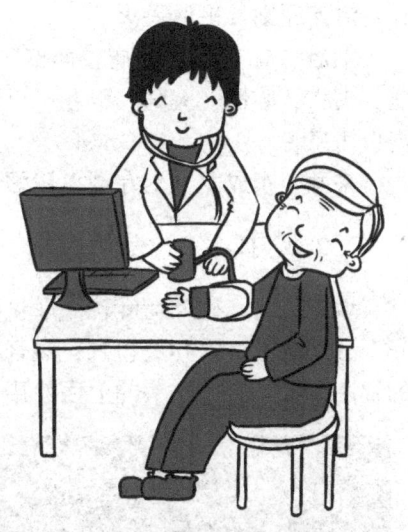

图51 多次测量血压

形",即血压昼高夜低,夜间血压比昼间血压低10%~20%。小部分病人血压昼夜均高,血压曲线呈非"勺形"变化,此种高血压类型可能对靶器官影响更大。在判断降压药物的作用与疗效时,动态血压较随测血压可提供更全面更多的信息。因此,在临床上已得到日益广泛的应用。对突发明显高血压(尤其是青年人),血压高同时伴有心悸、多汗、乏力或其他一些不常见的症状,上下肢血压明显不一致,腹部腰部有血管杂音的病人应考虑继发性高血压的可能性,并需做进一步的检查以鉴别。此外,也要注意与主动脉硬化、高动力循环状态、心排血量增高时所致的收缩期高血压相鉴别。

高血压病患者均应作尿常规、肾功能、心电图、胸部X线、超声心动图、眼底等检查以了解重要脏器的功能,除有助于估计病情外,也有治疗的参考价值。

7.2 药枕技术在高血压中的应用

7.2.1 技术一

填充药物 菊花决明药枕。取白菊花和草决明子各等份,置于阳光下晒干后混合均匀,用纱布包裹起来,缝住边缝,装入枕芯中,制成药枕,每隔两个月换药1次(图52)。

图52 降压药枕

治疗原则 平肝泻火。

主治 有头胀、头痛、面红、易怒、脉弦等肝火亢盛症状，或有眩晕、头痛、头胀、心悸、失眠、眼花、口干、面红、脉弦细、舌质红等阴虚阳亢症状的高血压患者。

来源 李成龙．治疗高血压的6种药枕．求医问药，2011，（2）：16

7.2.2 技术二

填充药物 桃叶荷叶枕。取桃叶（图53）和荷叶（图54）各等份，置于阳光下分别晒干，粉碎成粗末，混合均匀后用纱布包裹起来，缝住边缝，制成薄型的枕芯，置于普通枕头的上面使用，可每隔2个月换药1次。

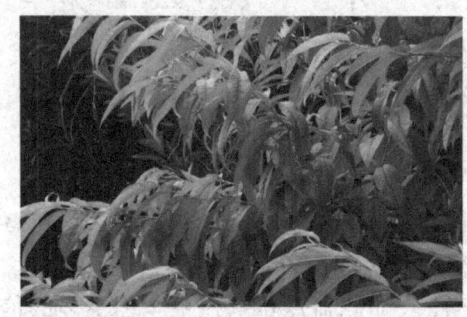
图53 桃叶

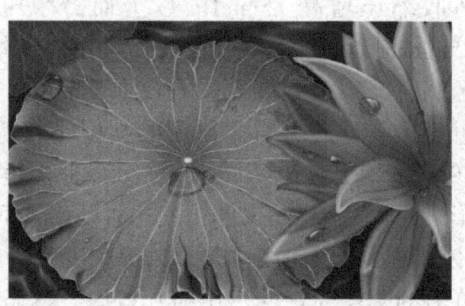
图54 荷叶

治疗原则 化痰降浊、活血化瘀。

主治 有眩晕、头痛、心悸、健忘、精神不振、面唇青紫、舌质暗、有紫斑或瘀点等瘀血阻络症状，或有眩晕、头痛、头重如蒙、胸闷、心悸、体胖倦怠、食少多寐、舌体胖、苔白腻等痰浊内蕴症状。

来源 李成龙．治疗高血压的6种药枕．求医问药，2011，（2）：16

7.2.3 技术三

填充药物 荷菊菖蒲枕。取荷叶1000g，白菊花800g，石菖蒲（图55）250g。将上述药物置于阳光下晒干，粉碎成粗末，混匀后用纱布包裹缝好，装入枕芯中，制成药枕。

治疗原则 健脾化痰、平肝清热、明目降压。

主治 有头晕、头痛、食欲不振、腹胀、大

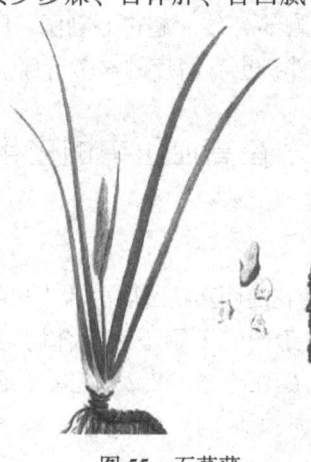
图55 石菖蒲

便溏泻、面红、易怒、舌胖、脉弦弱等脾虚肝旺症状的高血压病患者。

来源 李成龙.治疗高血压的6种药枕.求医问药,2011,(2):16

7.2.4 技术四

填充药物 芝菟豆石枕。取黑芝麻（图56）250g,菟丝子120g,黑豆180g,磁石150g。将黑豆置于阳光下晒干,粉碎成粗末;将磁石打碎,将黑芝麻、菟丝子晒干。将粉碎的磁石、黑豆与晒干的黑芝麻、菟丝子混匀,用纱布包裹缝好,做成薄型枕芯,置于普通枕头的上面使用。

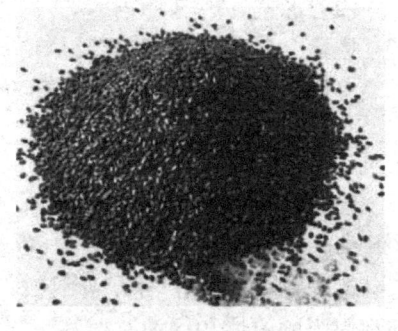

图56 黑芝麻

治疗原则 滋阴助阳、补肾填精、降压止眩。

主治 有眩晕、头痛、头胀、肢冷、脚软、心悸、眼花、失眠、多梦、耳鸣、口干、面红、脉弦细、舌质红或舌淡胖等阴阳两虚症状,或有眩晕（在劳累时加剧）、面色苍白、唇甲无光泽、心悸、失眠、神疲懒言、饮食减少、舌质淡、脉细弱等气血不足症状的高血压患者。

来源 李成龙.治疗高血压的6种药枕.求医问药,2011,(2):16

7.2.5 技术五

填充药物 菊花牡丹枕。取菊花1000g,牡丹皮、白芷各200g,川芎400g。将上述药物一起置于阳光下晒干,研为细末,用纱布包裹起来,缝住边缝,装入枕芯中,制成药枕,每隔2个月换药1次。

治疗原则 清肝明目、安神益智。

主治 同时患有神经衰弱、慢性头痛或失眠的高血压患者。

来源 李成龙.治疗高血压的6种药枕.求医问药,2011,(2):16

7.2.6 技术六

填充药物 白芷川芎枕。取川芎200g,白芷300g（图57）,菊花、槐花、蚕沙各500g。将上述药物一起置于阳光下晒干。将

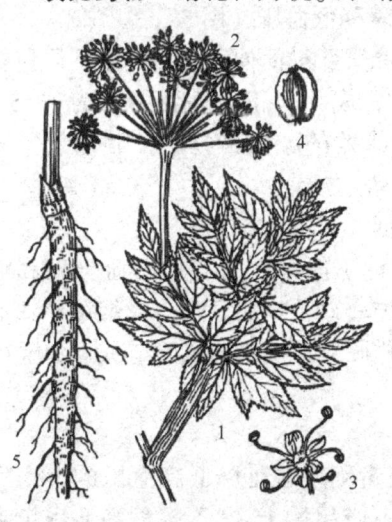

图57 白芷

川芎、白芷研成细末,与菊花、槐花和蚕沙一起用纱布包裹起来,缝住边缝,装入枕芯中,制成药枕,每隔2个月换药1次。

治疗原则 醒脑降压。

主治 各型高血压患者。

来源 李成龙.治疗高血压的6种药枕.求医问药,2011,(2):16

7.3 按语

非药物治疗

非药物治疗(生活方式干预)主要指生活方式干预,即去除不利于身体和心理健康的习惯和行为。

(1)减少钠盐摄入

钠盐可显著升高血压,增加高血压的发病风险,而钾盐则可对抗钠盐升高血压的作用。我国各地居民的钠盐摄入量均显著高于目前世界卫生组织每日应少于6g的推荐,而钾盐摄入则严重不足,因此,所有高血压患者均应采取各种措施,尽可能减少钠盐的摄入量,并增加食物中钾盐的摄入量。

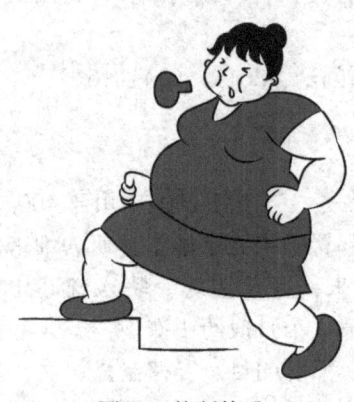

图58 控制体重

(2)控制体重

超重和肥胖是导致血压升高的重要原因之一,而以腹部脂肪堆积为典型特征的中心性肥胖还会进一步增加高血压等心血管与代谢性疾病的风险,适当降低升高的体重,减少体内脂肪含量,可显著降低血压(图58)。

衡量超重和肥胖最简便和常用的生理测量指标是体质指数,成年人正常体质指数为18.5~23.9kg/m。最有效的减重措施是控制能量摄入和增加体力活动。

(3)不吸烟

吸烟是一种不健康行为,是心血管病和癌症的主要危险因素之一。被动吸烟也会显著增加心血管疾病危险。吸烟可导致血管内皮损害,显著增加高血压患者发生动脉粥样硬化性疾病的风险。戒烟的益处十分肯定,而且任何年龄戒烟均能获益。

(4)限制饮酒

长期大量饮酒可导致血压升高,限制饮酒量则可显著降低高血压的发病风险。每日酒精摄入量男性不应超过25g;女性不应超过15g。不提倡高血压患者饮酒,如饮酒则应少量,白酒、葡萄酒(或米酒)与啤酒的量分别少于50ml、

100ml、300ml。

(5) 体育运动

一般的体力活动可增加能量消耗，对健康十分有益。而定期的体育锻炼则可产生重要的治疗作用，可降低血压、改善糖代谢等。因此，建议每天应进行适当的体力活动，以30分钟左右为宜；而每周则应有1次以上的有氧体育锻炼，如步行、慢跑、骑车、游泳、做健美操、跳舞和非比赛性划船等（图59和图60）。

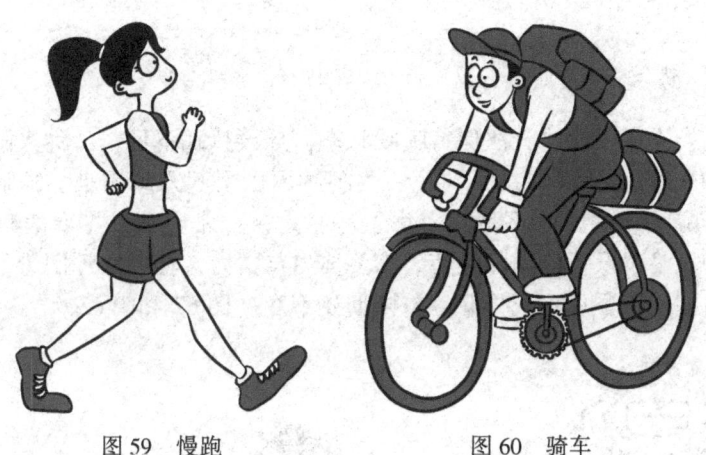

图59 慢跑　　　　图60 骑车

(6) 减轻精神压力，保持心理平衡

心理或精神压力引起心理应激（反应），即人体对环境中心理和生理因素的刺激做出的反应。长期、过量的心理反应，尤其是负性的心理反应会显著增加心血管风险。应采取各种措施，帮助患者预防和缓解精神压力以及纠正和治疗病态心理，必要时建议患者寻求专业心理辅导或治疗（图61）。

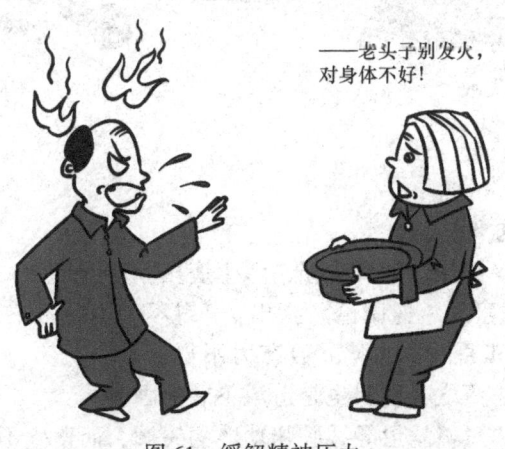

图61 缓解精神压力

8 失眠

8.1 概述

8.1.1 概念

失眠是指无法入睡或无法保持睡眠状态,导致睡眠不足,又称入睡和维持睡眠障碍(DIMS)。中医称为"不寐",为各种原因引起入睡困难、睡眠深度或频度过短、早醒及睡眠时间不足或质量差等,是一种常见病。主要表现为睡眠时间、深度的不足以及不能消除疲劳、恢复体力与精力,轻者入睡困难,或寐而不酣,时寐时醒,或醒后不能再寐,重则彻夜不寐(图62和图63)。

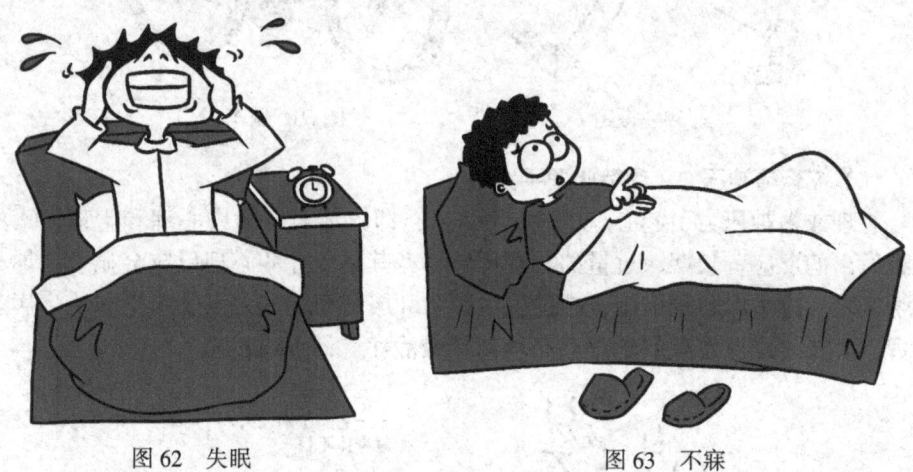

图62 失眠　　　　　图63 不寐

8.1.2 病因病机

(1) 中医病因病机

饮食不节,宿食停滞,脾胃受损,酿生痰热,壅遏于中,痰热上扰,胃气失和,而不得安寐。《素问·逆调论》指出:"胃不和则卧不安。"《张氏医通·不得卧》进一步阐明其原因:"脉滑数有力不得卧者,此为胃不和则卧不安也。"此外,浓茶、咖啡、酒之类饮料也是造成不寐的因素。

喜怒哀乐等情志过极均可导致脏腑功能的失调,而发生不寐病症。或因情志不遂,暴怒伤肝,肝郁化火,邪火扰动心神,神不安而不寐;或五志过极,心火内炽，扰动心神而不寐；或由喜笑无度，心神激动，神魂不安而不寐；或由暴受惊恐，导致心虚胆怯，神魂不安，夜不能寐，如《沈氏尊生书·不寐》云："心胆俱怯，触事易惊，梦多不祥，虚烦不眠。"

劳倦太过则伤脾，过逸少动亦致脾虚气弱，运化不健，气血生化乏源，不能上奉于心，以致心神失养而失眠。或因思虑过度，伤及心脾，心伤则阴血暗耗，神不守舍；脾伤则食少，纳呆，生化之源不足，营血亏虚，不能上奉于心，而致心神不安。

久病血虚，年迈血少，引起心血不足，心失所养，心神不安而不寐，亦可因年迈体虚，阴阳亏虚而致不寐。若素体阴虚，兼因房劳过度，肾阴耗伤，阴衰于下，不能上奉于心，水火不济，心火独亢，火盛神动，心肾失交而神志不宁。

综上所述，失眠即不寐的原因很多，但总是与心、脾、肝、肾及阴血不足有关，其病理变化总属阳盛阴衰，阴阳失交。因为血之来源，由水谷之精微所化。上奉于心，则心得所养，受藏于肝，则肝体柔和；统摄于脾，则生化不息；调节有度，化而为精，内藏于肾，肾精上奉于心，心气下交于肾，则神志安宁。若暴怒、思虑、忧郁、劳倦等伤及诸脏，精血内耗，彼此影响，每多形成顽固性不寐。

(2) 西医病因病机

1) 病因：西医认为，失眠主要是由几个方面的原因所引起。①环境原因：常见的有睡眠环境的突然改变。②个体因素：不良的生活习惯，如睡前饮茶、咖啡、吸烟等（图64和图65）。③躯体原因：广义地说，任何躯体的不适均可导致失眠。④精神因素：包括因某个特别事件引起兴奋、忧虑所致的机会性失眠。⑤情绪因素：情绪失控可引起的心境上的改变，这种改变特别会在情绪不稳时表现出来，它可以由某些突发事件引起，如特别的喜事或特别的悲伤、生气等都可导致失眠。这种因突发事件引起的失眠只是一种现象，可能是偶然发生的、暂时的；而更严重的失眠则是长期存在睡不好的现象，他们的情绪持续性地处于低落状态、紧张、害怕、担心、怀疑、愤怒、憎恨、抑郁、焦虑等等情感（图66）不仅占据失眠者白天的感觉器官，而且就连晚上也仍然欲罢不能。⑥安眠药或嗜酒者的戒断反应。

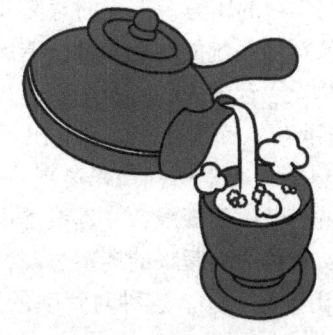
图64 睡前饮茶

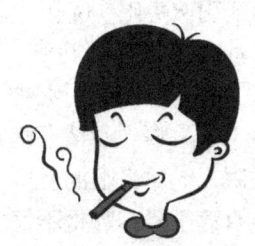
图65 睡前吸烟

下篇 药枕技术的临床应用

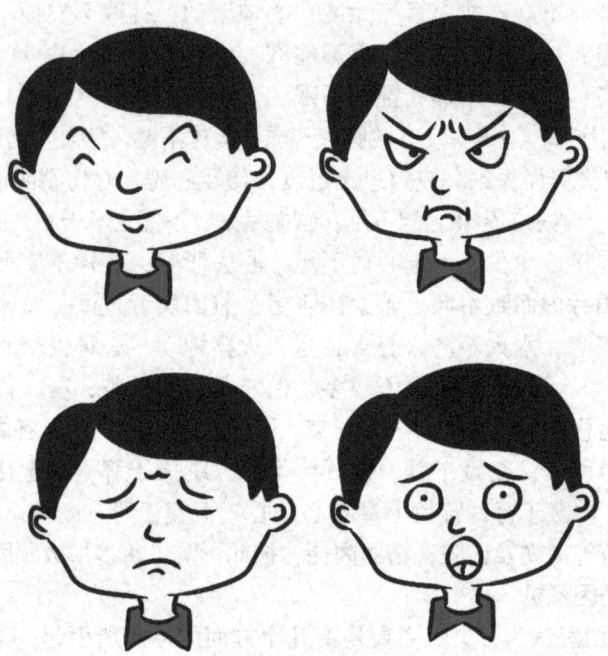

图66 各种情感状态

2）病理方面：西医主要从几方面来认识。①因身体疾病造成的失眠：失眠的身体疾病有心脏病、肾病、哮喘、溃疡病、关节炎、骨关节病、肠胃病、高血压、睡眠呼吸暂停综合征、甲状腺功能亢进、夜间肌阵挛综合征、脑疾病等。②因生理造成的失眠：环境的改变，会使人产生生理上的反应，如乘坐车、船、飞机时睡眠环境的变化；卧室内强光、噪音、过冷或过热都可能使人失眠。有的人对环境的适应性强，有的人则非常敏感、适应性差，环境一改变就睡不好。③心理、精神因素导致的失眠：心理因素如焦虑、烦躁不安或情绪低落、心情不愉快等，都是引起失眠的重要原因（图67）。生活的打击、工作与学习的压力、未遂的意愿及社会环境的变化等，会使人产生心理和生理反应，导致神经系统的功能异常，造成大脑的功能障碍，从而引起失眠。④服用药物和其他物质引起的失眠：服用中枢兴奋药物可导致失眠，如减肥药苯丙胺等。长期服用安眠药，一旦戒掉，也会出现戒断症状——睡眠浅，噩梦多。茶、咖啡、可乐类饮料等含有中枢神经兴奋剂——咖啡碱，晚间饮用可引起失眠。酒精干扰人的睡眠结构，使睡眠变浅，一旦戒酒也会因戒断反应引起失眠。⑤对失眠的恐惧引起的失眠：有的人对睡眠的期望过高，认为睡得好，身体就百病不侵，睡得不好，身体上易出各种毛病。这种对睡眠的过分迷信，增加了睡眠的压力，容易引起失眠（图68）。

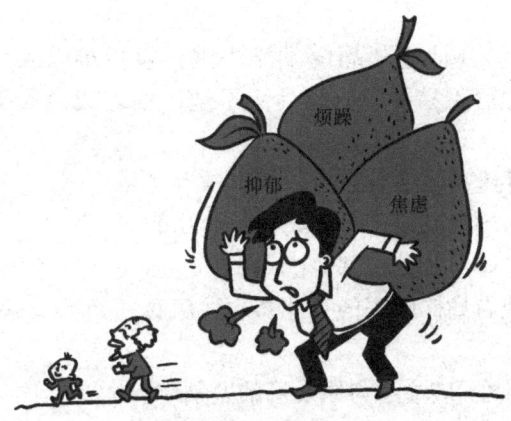

图 67　失眠的心理因素

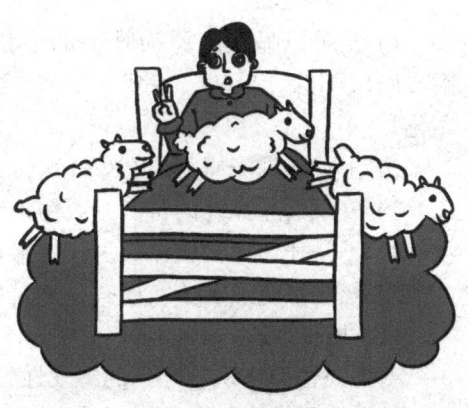

图 68　失眠恐惧症

8.1.3　临床表现

1) 入睡困难。
2) 不能熟睡，睡眠时间减少。
3) 早醒、醒后无法再入睡。
4) 频频从噩梦中惊醒，自感整夜都在做恶梦。
5) 睡过之后精力没有恢复。
6) 发病时间可长可短，短者数天可好转，长者持续数日难以恢复。
7) 容易被惊醒，有的对声音敏感，有的对灯光敏感。
8) 很多失眠的人喜欢胡思乱想。
9) 长时间的失眠会导致神经衰弱和抑郁症，而神经衰弱患者的病症又会加重失眠（图69）。

8.1.4　临床诊断

(1) 中医诊断

1) 轻者入睡困难或寐而易醒，醒后不寐，连续3周以上，重者彻夜难眠。
2) 常伴有头痛、头昏、心悸、健忘、神疲乏力、心神不宁、多梦等症。
3) 本病证常有饮食不节、情志失常、劳倦、思虑过度、病后、体虚等病史。

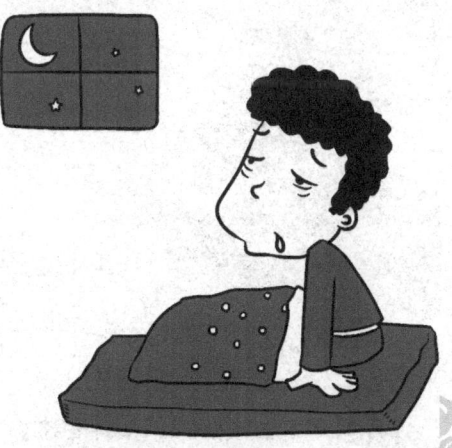

图 69　失眠表现

(2) 西医诊断

1) 几乎以睡眠障碍为唯一的症状，其他症状均继发于失眠，包括难以入睡、睡眠不深、易醒、多梦、早醒、醒后不易再睡、醒后感不适、疲乏或白天困倦。

2) 上述睡眠障碍每周至少3次，并维持1个月以上。

3) 失眠引起显著的苦恼，或精神活动效率下降，或妨碍社会功能。

4) 不是任何一种躯体疾病或精神障碍症状的一部分。

5) 经各系统及实验室检查，未发现有妨碍睡眠的其他器质性病变。

(3) 鉴别诊断

对器质性躯体疾病导致的继发性失眠，应注意与原发病的鉴别。

临床上需注意与下述睡眠障碍相鉴别：

1) 继发性失眠：引起继发性失眠的常见原因有以下几方面：①任何影响中枢神经系统的躯体疾病；②身体方面的痛苦或不适，如皮肤疾病的痛痒或疼痛，癌性疼痛等，常造成失眠；③酒、咖啡、菜或药物等引起的失眠；④精神疾患，大多数精神障碍患者有失眠症状，特别是焦虑症及抑郁症患者几乎均有失眠，只要临床表现（包括病史、体检、各种检查结果）足以诊断以上疾病之一者，原发性失眠诊断不予考虑。

2) 其他睡眠障碍：如夜惊、梦魇患者可有失眠，若有典型的夜惊和梦魇症状，则不考虑失眠症。

3) 一过性失眠障碍：这在日常生活中常见，不需任何治疗，身体可做自然调节，故病程不足者不诊断为失眠症。

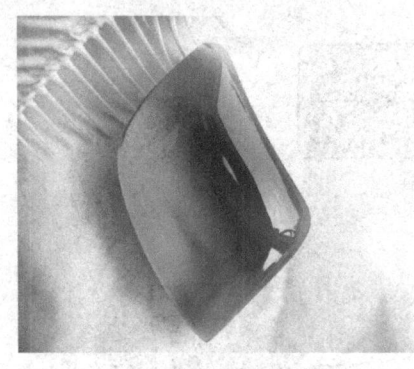

图70 琥珀

8.2 药枕技术在失眠中的应用

8.2.1 技术一

填充药物 取琥珀50g（图70），夜交藤300g，酸枣仁、枸杞子、蚕沙各200g。将酸枣仁、夜交藤、枸杞子晒干，与琥珀一起研成粗末。将此药末与蚕沙混合均匀，装入枕芯中，制成药枕。每隔15天换1次药物。

治疗原则 益气镇惊，安神定志。

主治 心胆气虚型失眠：心烦失眠、遇事易惊、心慌胆怯、紧张不安、自汗气短、倦怠乏力、舌淡苔白。

来源 张平. 药枕巧解失眠苦. 家庭医药, 2011, (11): 83

8.2.2 技术二

填充药物 取白芥子1000g（图71），皂角100g，郁金、石菖蒲各200g，陈皮500g，大茴香50g，冰片20g，将上述药物晒干或烘干后一起研成粗末，装入枕芯中，制成药枕，每隔15天更换1次药物。

治疗原则 化痰清热、和中安神。

主治 痰热扰心型失眠：心烦失眠、胸闷胃满、恶心嗳气、口苦、头重、目眩、舌偏红、苔黄腻。

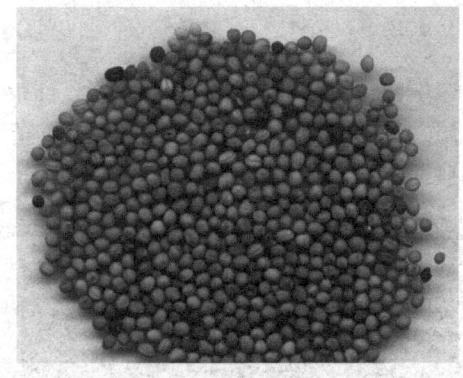

图71 白芥子

来源 张平. 药枕巧解失眠苦. 家庭医药, 2011, (11): 83

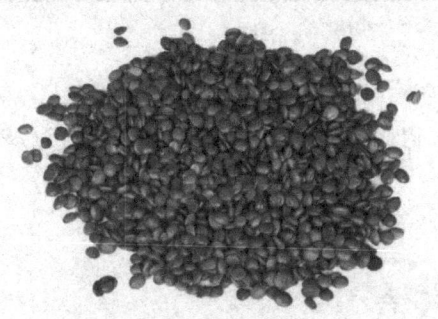

图72 酸枣仁

8.2.3 技术三

填充药物 取当归350g，黄芪250g，甘松、白术、陈皮、茯苓、熟地、葛根各200g，酸枣仁（图72）150g，木香50g。将上述药物晒干或烘干，一起研成粗末后装入枕芯中，制成药枕，每隔15天更换1次药物。

治疗原则 补益心脾、养血安神。

主治 心脾两虚型失眠：不易入睡、多梦易醒、心慌健忘、疲倦食少、头晕目眩、四肢无力、腹胀便溏、面无光泽、舌淡苔薄。

来源 张平. 药枕巧解失眠苦. 家庭医药, 2011, (11): 83

8.2.4 技术四

填充药物 取钩藤500g（图73），罗布麻叶1200g，决明子1000g。将上述药物一起晒干后，将钩藤和罗布麻叶研成粗末，与决明子混合均匀，用纱布包裹缝好，装入枕芯中，制成药枕，每隔15天更换1次药物。

治疗原则 疏肝泄热、镇心安神。

主治 肝火扰心型失眠：失眠多梦，甚至彻夜不眠、急躁易怒、头晕头胀、目赤耳鸣、口干口苦、食欲不振、大便干、小便黄、舌红苔黄。

来源 张平.药枕巧解失眠苦.家庭医药,2011,(11):83

8.2.5 技术五

填充药物 取柴胡60g,郁金、白芍各80g,白术、竹茹、石菖蒲各100g,香附、佛手(图74)各100g,桑叶、荷叶各200g。将竹茹捣成绒状,装入枕芯制成药枕。

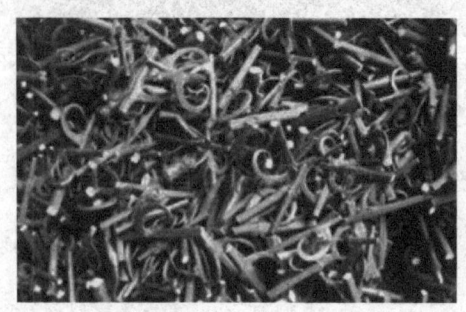

图73 钩藤

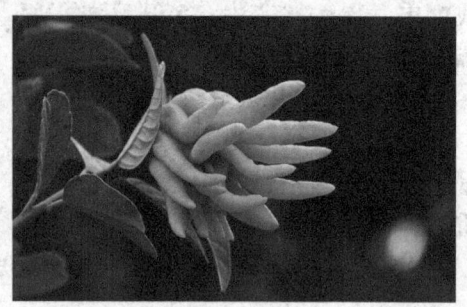

图74 佛手

治疗原则 疏肝和胃。

主治 胃气不和型失眠:失眠多梦,胃腹胀满或胀痛,恶心呕吐、泛酸烧心,大便异臭或便秘,舌苔黄腻或黄燥。

来源 贺戈.药枕巧解失眠苦.家庭医学,2011,(11):54

8.3 按语

8.3.1 失眠的误区

(1) 睡前运动

不但不能帮助睡眠,而且会让原本已经疲倦的肌肉更加紧张,大脑也会更清醒,反而睡不着。

(2) 吃点安眠药

安眠药可不能乱吃!服用安眠药后的睡眠不同于生理睡眠,而是被动睡眠。因此,服药后即便整夜入睡,醒来依然会感觉疲乏(图75)。

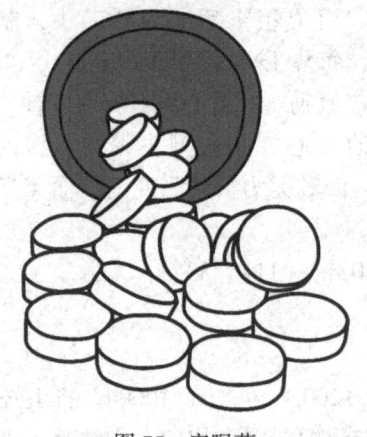

图75 安眠药

(3) 睡前读书

睡前如果忘情于一些情节紧张的小说,只会让大脑更兴奋,睡着后做梦,浮想联翩。所以,睡前若想读书,还是轻松的散文为好。

(4) 喝酒助睡

这可是很不明智的做法,睡是睡着了,可是却容易呼吸困难、睡不安稳、胃疼、口渴,醒来头重混沌(图76)。

(5) 每天强制睡够8小时

其实偶尔一两次睡眠时间不够并不会产生太大影响,因此,不要唯恐时间不足而精神紧张,这样反而更睡不好,甚至导致恶性循环。

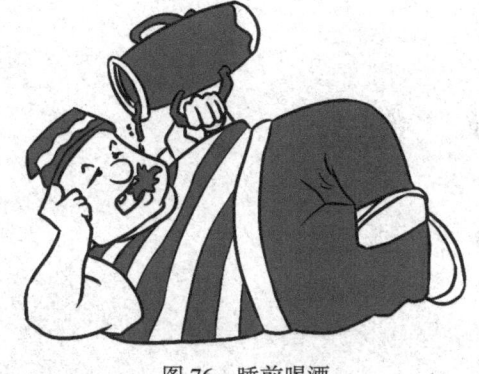

图76 睡前喝酒

8.3.2 失眠的自我调整

(1) 调整情绪

树立信心,加强自信:寻求合理、有效的方法战胜失眠,失眠不是一种严重疾病,1天或几天少睡几个小时没啥关系,不要将它想象得太严重,认为失眠对自己的人生会造成多坏的影响,很多朋友失眠几年,也没见他们的生活有多遭、有多乱。

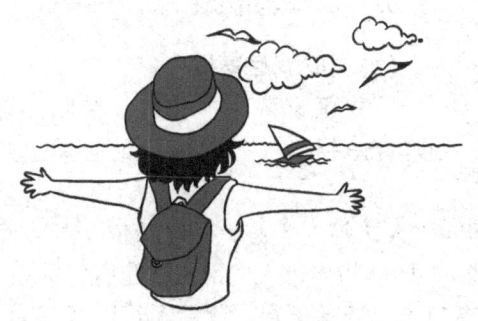

图77 自由联想

(2) 分析原因

分析出自己产生失眠的原因是什么,是因为情绪太过于激情,还是因为心情不好,或者说工作压力过大等,找到了原因,对自己的失眠就有一个更客观全面的认识,从而不会过度地忧虑与害怕。

(3) 自由联想

闭上眼睛,想象一个自由的放松的场景,比如说你喜欢森林,那就想象自己在森林中呼吸着新鲜的空气,你喜欢大海,就想象着自己在海边轻松的散步,迎面吹来的海风,吻过你的脸,非常的舒适等。这样有助于你放松下来,更快地进入睡眠之中(图77)。

(4) 不要赖床

很多朋友,躺在床上睡不着时,情愿在床上打滚,也不愿意起床,因为他们认为只要睡在床上,就算没有睡着,但也休息了。其实这是错误的,躺在床上睡不着,那么就起床做其他的事情,比如说看书,看电影等。直到自己困了时,再躺到床上去。因为如果你在床上睡不着时,没有其他的事做,会觉得时间过得很慢,往往只过去了十分钟,你可能觉得好像过了一个小时,这样一来,你就会觉得自己这么久还没有睡着,而产生一系列的不良情绪,更加影响你的睡眠!

9 健忘

9.1 概述

9.1.1 概念

健忘,是指记忆力减退,遇事善忘的一种病证,亦称"喜忘"、"善忘"、"多忘"等。自宋代《圣济总录》中称"健忘"后,沿用至今。本病多因心脾亏损,年老精气不足,或瘀痰阻痹等所致。常见于神劳、脑萎缩、头部内伤、中毒等脑系为主的疾病之中(图78)。

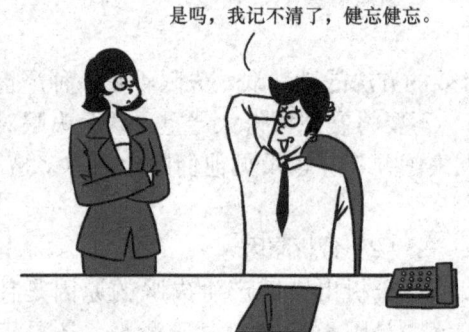

图 78 健忘

9.1.2 病因病机

(1) 中医病因病机

历代医家认为本病病位在脑,与心脾肾虚损,气血阴精不足有关。亦有因气滞血瘀,痰浊上扰所致者。

清代林珮琴《类证治裁·健忘》指出:"人之神宅于心,心之精依于肾,而脑为元神之府,精髓之海,实记性所凭也。"明确指出了人的记忆与脑府的关系。

《医方集解·补养之剂》云:"人之精与志,皆藏于肾,肾精不足则肾气衰,不能上通于心,故迷惑善忘也。"《三因极一病证方论·健忘证治》曰:"脾主意与思,意者记所往事,思则兼心之所为也。……今脾受病,则意舍不清,心神不宁,使人健忘,尽心力思量不来者是也。"对本病证的病机做了良好的阐述,认为健忘多由心脾不足,肾精虚衰,脑海失养所致。盖心脾主血,肾主精髓,思虑过度,伤及心脾,则阴血损耗,神舍不清;房劳不节,精亏髓衰,脑失所养;年高神减,五脏俱衰,神明失聪,皆能令人健忘。

清代陈士铎《辨证录·健忘门》指出:"人有气郁不舒,忽忽有所失,目前之事,竟不记忆,一如老人之健忘,此乃肝气之滞,非心肾之虚耗也。"汉代张仲景《伤寒论》曰:"阳明病,其人善忘者,必有蓄血,所以然者,本有久瘀血。"而《丹溪心法·健忘》认为:"健忘精神短少者多,亦有痰者。"可见本病证以心、脾、肾虚损为主,但肝郁气滞、瘀血阻络、痰浊上扰等实证亦可引起健忘。

总之,健忘以虚证居多,如思虑过度,劳伤心脾,阴血损耗,生化乏源,脑失濡养;或房劳、久病年迈损伤气血阴精,致肾精亏虚,导致健忘。实证则见于七情所伤,久病入络,致瘀血内停,痰浊上蒙。但临床以本虚标实、虚多实少、虚实兼杂者多见。

(2) 西医病因病机

健忘属于脑部疾患,主要分为功能性健忘和器质性健忘两大类。

功能性健忘是指大脑皮质记忆功能出了问题。成年人由于肩负工作重任,精力往往不易集中,学了东西,记忆在大脑皮质的特定部位常常扎得不深,不如青少年时期,这类引起的健忘称之为功能性健忘。

器质性健忘,就是由于大脑皮质记忆神经出了毛病,包括脑肿瘤、脑炎、脑外伤等,造成记忆力减退或丧失;某些全身性严重疾病,如内分泌功能障碍、慢性中毒、营养不良等,也会损害大脑造成健忘。

总体上讲,健忘症的发病原因是多样的,其中最主要的原因是年龄。最近健忘症发病率有低龄化趋势,但相对年轻人而言,40岁以上的中老年更容易患健忘症。人的最佳记忆力出现在20岁前后,然后脑的功能开始渐渐衰退,25岁前后记忆力开始正式下降,年龄越大记忆力越低,因此20多岁和30多

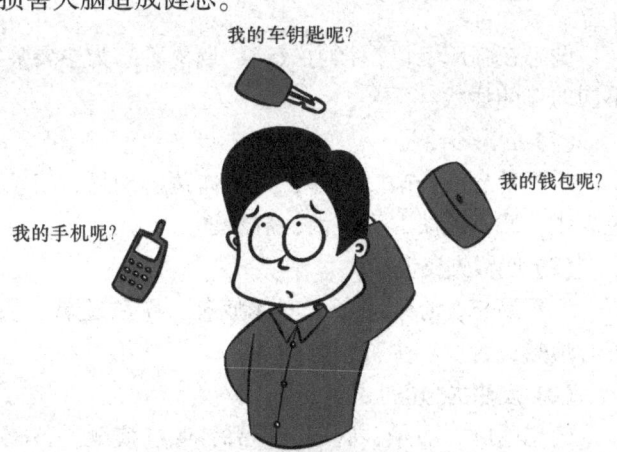

图79 健忘的表现

岁的人被健忘症困扰也不是奇怪的事(图79)。此外,健忘症的发生还有其外部原因,持续的压力和紧张会使脑细胞产生疲劳,而使健忘症恶化。过度缺乏维生素、吸烟、饮酒等可以引起暂时性记忆力恶化。近年来,专家也开始注意到,心理因素对健忘症的形成也有不容忽视的影响,临床上到医院就诊的健忘症患者有很多有抑郁症症状。人一旦陷入抑郁症,就会固执地仅关注抑郁本身而对社会上的人和事情漠不关心,于是大脑的活动力低下,而诱发健忘症。由于脑部的气血不足,脑的血液量减少,失去营养导致记忆力减退。有孕育经历的女性有更多的体验。据统计,健忘症患者中女性占了60%,而家庭主妇80%以上有健忘症经历。

研究人员还发现现代科技社会中电子产品的频繁使用,导致25~35岁的年

轻人患健忘愈来愈多。由于经常使用电子产品，造成了大脑利用率相对降低，依赖电脑使得大脑活动变少，血液的流动也相应降低，以致影响到大脑功能，造成记忆力下降。西方医学专家则指出人的睡眠对于健忘有不可忽视的影响力。失眠是一般意义上健忘的罪魁祸首，它使大脑长期处于弱兴奋状态，因此极不容易接纳外来信息，无法将记忆内容固化，某些信息元也会因此丢失。而当这种病症持续过长时间时，会引发心理障碍，让他们更难回忆起忘记的东西（图80）。

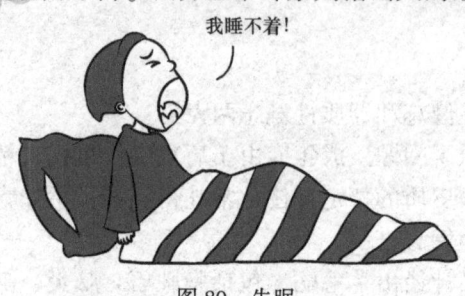

图80　失眠

9.1.3　临床表现

健忘在临床上以记忆力减退，遇事善忘为主要症状，根据证型不同，可兼有不同的伴随症状。

(1) 心脾不足证

遇事善忘，失眠，心悸，神疲体踡，纳呆，气短，少气懒言，脘腹胀满，面色少华，唇甲色淡，舌质淡，脉细弱。

(2) 心肾失交证

遇事易忘，心烦不寐，形体疲惫，腰酸腿软，头晕耳鸣，或梦交遗精早泄，五心烦热，舌质红少苔，脉细数。

(3) 痰浊扰心证

健忘嗜卧，头晕，胸闷，呕恶，咳吐痰涎，苔腻，脉弦滑。

(4) 髓减神消证

高龄之人，遇事多忘，神呆气短，肌肤消瘦，夜尿频多，心烦少寐，善走不静，或喃喃自语，舌质淡体瘦，脉虚无力。

(5) 血瘀痹阻证

心悸胸闷，伴言语迟缓，神思欠敏，表现呆顿，面唇暗红，舌质紫黯，有瘀斑，脉细涩或结代。

9.1.4　临床诊断

(1) 中医诊断

1) 健忘指善忘前事，而思维意识仍属正常，与痴呆之智能减退、不晓其事可以鉴别。

2) 据病情进行诊断思考，如：①病久体弱，并有其他虚弱症者，多属不寐、神劳、卑愫等病。②形体不弱而健忘,甚至有遗忘的表现,且与精神情志因素密切相关者,多为气厥、神郁等病。③老人健忘明显者,常见于脑萎缩、脑络痹、脏躁等病。④外伤、中毒、酒厥等所致健忘,必有相应的病史可查。

(2) 西医诊断

认真回答以下问题可以检验是否健忘。①经常忘记电话号码或人的姓名。②有时已经发生的事情,短时间内却无法回忆起细节。③几天前听到的话都忘了。④很久以前曾经能熟练进行的工作,现在重新学习起来有困难。⑤反复进行的日常生活发生变化时,一时难以适应。⑥配偶生日、结婚纪念日等重要的事情总是忘记。⑦对同一个人经常重复相同的话。⑧不管什么事做过就忘了。⑨忘记约会。⑩说话时突然忘了说的是什么。⑪忘记吃药时间。⑫买许多东西时总是漏掉一两件没买。⑬忘记关煤气而把饭菜烧焦。⑭反复提相同的问题。⑮记不清某件事情是否做过。例如锁门、关电源。⑯忘记应该带走或带来的东西(图81)。⑰说话时突然不知如何表达。⑱忘记把东西放在哪里(图82)。⑲曾经去过的地方再去却找不到路。⑳物品在经常被放置的地方找不到,却在想不到的地方找到了。

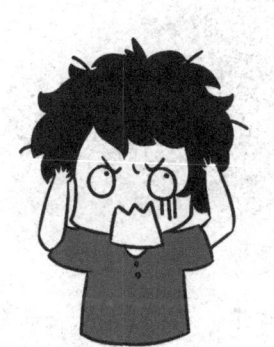 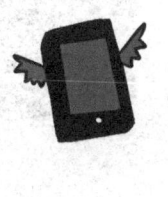 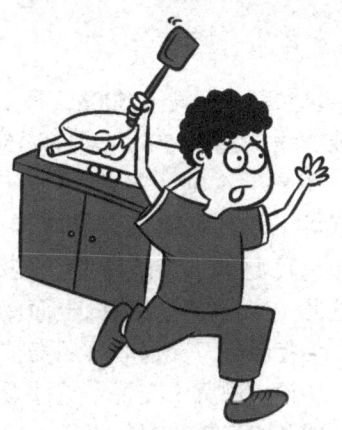

图81 忘记把东西带走   图82 忘记东西放哪里

回答了以上问题,可以大体知道自己的健忘程度。

正常(符合0~5个):偶尔有些琐事想不起来,这只是极轻微的记忆力减退,没必要浪费时间来担心这个问题。

轻微的健忘症(符合6~14个):很多怀疑自己得了严重健忘症的人大多数处于这个阶段。轻微的健忘症多数人都有,不必有太大的心理压力,但应注意调整,戒烟酒,补充维生素。

严重的健忘症(符合15~20个):应找专家问诊,寻找恰当方法治疗。必要时,可考虑作脑血流图、脑电图、脑X线平片及CT扫描等检查。

9.2 药枕技术在健忘中的应用

9.2.1 技术一

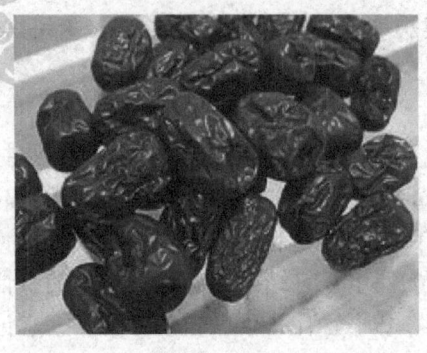

图83 大枣

填充药物 当归1200g，甘松500g，黄芪1000g，白术500g，茯苓500g，熟地500g，仙鹤草500g，大枣（图83）200g，葛根100g。将上药分别晒干，研成粗末，混匀，装入枕芯，做成药枕，使病人随时枕于头项之下。

治疗原则 补益心脾，养脑安神。

主治 心脾不足证：遇事善忘，失眠，心悸，神疲体�倦，纳呆，气短，少气懒言，脘腹胀满，面色少华，唇甲色淡，舌质淡，脉细弱。

注意事项 坚持治疗3个月。

9.2.2 技术二

填充药物 黄连500g，丹皮500g，生地300g，磁石500g，细辛150g，肉桂（图84）300g，龙骨500g。将上药一起烘干，共研粗末，混合均匀后用纱布包裹起来，缝住边缝，制成薄型的枕芯，置于普通枕头的上面使用。

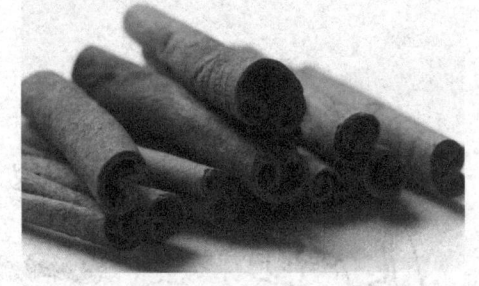

图84 肉桂

治疗原则 交通心肾，安神强志。

主治 心肾失交证：遇事易忘，心烦不寐，形体疲惫，腰酸腿软，头晕耳鸣，或梦交遗精早泄，五心烦热，舌质红少苔，脉细数。

注意事项 使用药枕时嘱患者需静心寡欲，配合数息、内养功疗效果更佳。

9.2.3 技术三

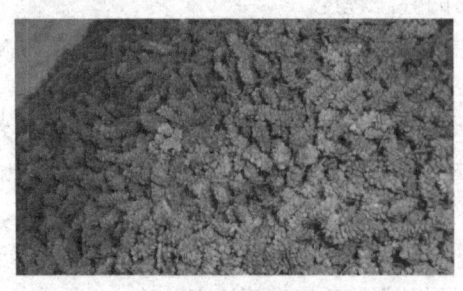

图85 桑椹子

填充药物 桑椹子（图85）1000g，巴戟天500g，黑豆1000g，干地黄500g，丹皮200g，藿香100g。将上药分别烘干，研成粗末，混合均匀后用纱布包裹起来，缝住边缝，制成薄型的枕芯，置于普通枕头的上面使用。

治疗原则 益髓养脑，理神定志。

主治 髓减神消证：高龄之人，遇事多忘，神呆气短，肌肤消瘦，夜尿频多，心烦少寐，善走不静，或喃喃自语，舌质淡体瘦，脉虚无力。

9.2.4 技术四

填充药物 桃枝（图 86）适量，烘干，切碎，装入枕芯，制成药枕。令病人睡卧时枕之。

治疗原则 化痰活血，开窍醒神。

主治 痰瘀痹阻证：病人自述多有外伤史，遇事善忘，深思迟钝，头晕乏力，食少纳呆，或头痛语迟，唇舌淡暗，舌苔厚腻，脉弦涩或弦滑。

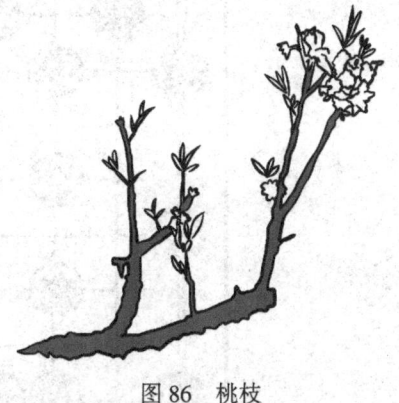

图 86 桃枝

9.3 按语

9.3.1 疾病预防

1）勤于用脑："用进废退"是生物界发展的一条普遍规律，大脑亦是如此。勤奋的工作和学习往往可以使人的记忆力保持良好的状态。对新事物要保持浓厚的兴趣，敢于挑战。中老年人经常看新闻、电视、电影、听音乐，特别是下象棋、围棋，可以使大脑精力集中，脑细胞处于活跃状态，从而减缓衰老（图87）。此外，适当地有意识记一些东西，如记喜欢的歌词、写日记等对记忆力也很有帮助。

2）保持良好情绪：良好的情绪有利于神经系统与各器官、系统的协调统一，使机体的生理代谢处于最佳状态，从而反馈性地增强大脑细胞的活力，对提高记忆力颇有裨益。

3）经常参加体育锻炼：体育运动能调节和改善大脑的兴奋与抑制过程，促进脑细胞代谢，使大脑功能得以充分发挥，延缓大脑老化（图88）。

4）养成良好的生活习惯：大脑中存在着管理时间的神经中枢，即所谓的生物钟，工作、学习、活动、娱乐以及饮食要有一定的规律，以免造成生物钟的紊乱、失调。尤其要保证睡眠的质量和时间，睡眠使脑细胞处于抑制状态，消耗的能量得到补充。从饮食方面来讲，造成记忆力低下的元凶是甜食和咸食，而多吃维生素、矿物质、纤维质丰富的蔬菜水果可以提高记忆力（图89）。银杏叶提取物可以提高大脑活力、注意力，对记忆力也有一定帮助。咖啡可以在短时间内使

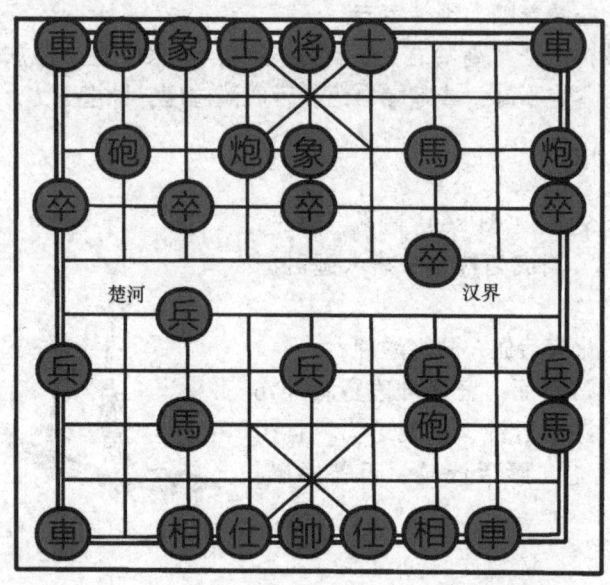

图87 下象棋

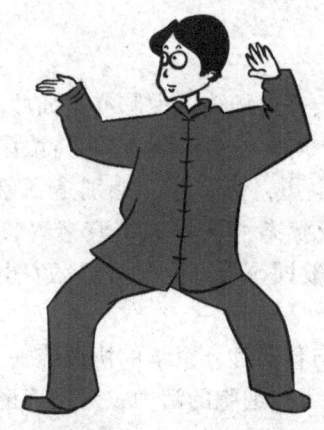

图88 太极拳

大脑兴奋,如果需要集中注意力、记忆力做事,可以事先喝一杯咖啡。

5)摸索一些适合自己的记忆方法:把一定要记住的事情写在笔记本或便条上,外出购物或出差时列一个单子,将必须处理的事情写在日历上等都是一些可取的记忆方法。另外,联想、归类都是一些良好的记忆习惯。其实,健忘并不是可怕的疾病,但因为健忘而造成的忧郁、不安或自信心降低却可能带来更大的危害。我们认识了健忘就应该正确地对待它,积极地调整自己,不要让它来困扰我们的工作、生活。

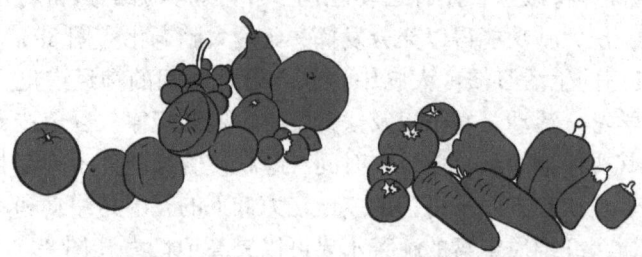

图89 多食蔬菜水果

6）定期检查血压：许多高血压患者早期并无明显症状，因此要及早发现和及时治疗。因为长期高血压可损害大脑细胞和激发小中风，从而损害记忆力。

7）吃低脂食品：日常膳食中，要注意减少动物油等饱和脂肪的摄入，多吃蔬菜水果，这有利于改善脑血管的功能。坚持适量运动。研究表明，肢体活动也与认知功能密切相关，可延缓脑力衰退。

8）保证充足睡眠：因为合眼睡眠时间过少，会使大脑处于"应激"状态，影响精神集中和回忆信息的能力（图90）。

9）多进行脑力活动：如读书、看报、下棋、弹琴，或学一种新语言，均是很好的脑力锻炼。少量饮酒，这样可减缓记忆力的丧失，但要尽量喝优质葡萄酒。经常嚼口香糖。日本某大学的一项研究显示：咀嚼也许能预防记忆力衰退。因此，他们认为常嚼口香糖是一种不增加进食量，又能刺激海马区域的好方法。

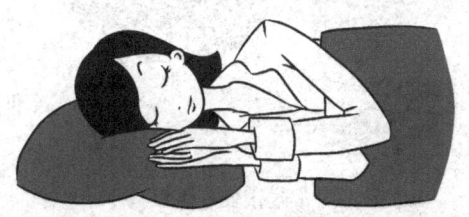

图90　保证充足睡眠

9.3.2　五大不良习惯导致健忘

（1）生活中摄入过多有害金属

铝制炊具（图91）和餐具的过多应用，加之常常食用爆米花、罐头、皮蛋、油炸（如油饼）等含铅量较高的食品，会造成体内摄入的重金属过多，不能及时排出体外。久而久之这些重金属在体内滞留、蓄积，会造成脑动力减慢，影响记忆力。

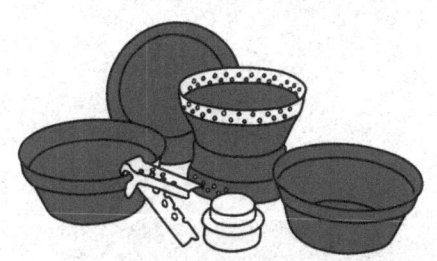

图91　铝制饮具

（2）工作到深夜

晚上工作必然会影响到第二天的工作质量，这是因为睡眠少会导致交感神经兴奋度降低，大脑摄取信息和保留信息的能力都打了折扣。熬夜工作也会加剧身体的疲惫感，尤其是工作到后半夜一点钟以后的人，继续工作会导致身体的超负荷，气血失衡等情况，长期下去会习惯性健忘（图92）。

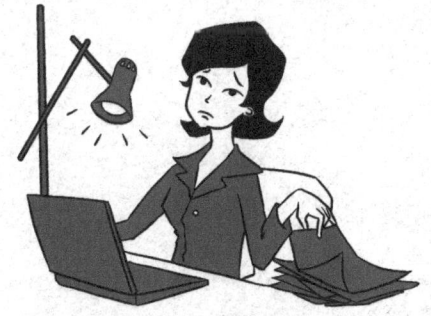

图92　熬夜工作

（3）不注意保养牙齿

牙齿健全的人要比满嘴假牙的人记忆力好得多，这是国外一家科研机构调查的结果。牙齿的神经和脑部神经是相通的，频繁地拔牙会切断牙神经，短期间接对脑神经有一定影响,但是否会引起健忘,有待进一步证明。

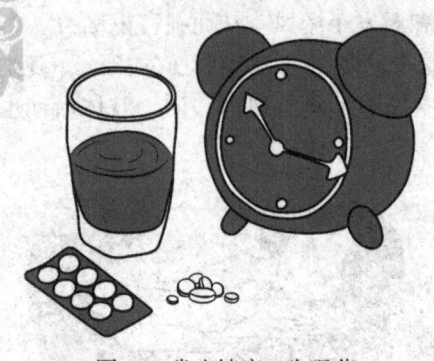

图93 常吃镇痛、失眠药

(4) **常吃镇痛、失眠药**

镇痛药、安眠药这些药物都会对记忆造成影响。很多人压力大,需要安眠药才能入睡,吃习惯了,甚至都不尝试自然睡眠就睡前吃两片安眠药。此类药物主要通过抑制神经传导物质来达到促眠或镇痛的效果,长久使用镇痛药会导致记忆神经反应性持续降低,健忘也就在所难免(图93)。

(5) **做事依赖记事本**

一些人习惯使用记事本,认为什么事情都记在本子上就不会出差错,但这并不是一个好习惯。长期使用记事本,会产生对行动的依赖性,什么事情在第一时间就用本子记上,缺乏记忆锻炼,久而久之也会导致健忘。

10 郁证

10.1 概述

10.1.1 概念

郁证（图94）是由于情志不舒、气机郁滞所致，以心情抑郁，情绪不宁，胸部满闷，胁肋胀痛，或易怒易哭，或咽中如有异物梗阻等为主要临床表现的一类病症。

郁有广义、狭义之分。广义的郁，包括外邪、情志等因素所致的郁在内。狭义的郁，即单指以情志不舒为病因的郁。明代以后的医籍中记载的郁证，多单指情志之郁。

根据郁证的临床表现及其以情志内伤为致病原因的特点，主要见于西医学的神经衰弱、癔症及焦虑症等。

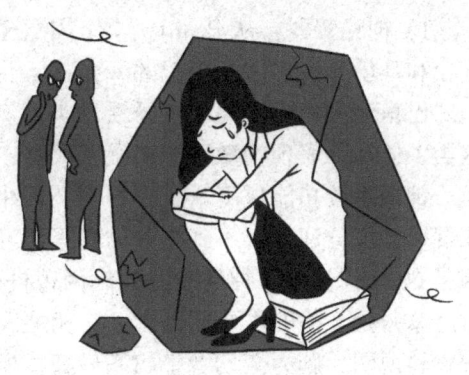

图94 郁证

10.1.2 病因病机

(1) 中医病因病机

郁证的发生主要是由于情志所伤，肝气郁结，逐渐引起五脏气机不和，但主要是肝、脾、心三脏受累以及气血失调而成（图95）。

郁怒不畅，使肝失条达，气失疏泄，而致肝气郁结。气郁日久可以化火，气滞又可导致血瘀不行。若肝郁及脾，或思虑不解，劳倦伤脾，均能使脾失健运，脾不化湿，蕴湿生痰，导致气滞痰郁。若湿浊停留，或食滞不消，或

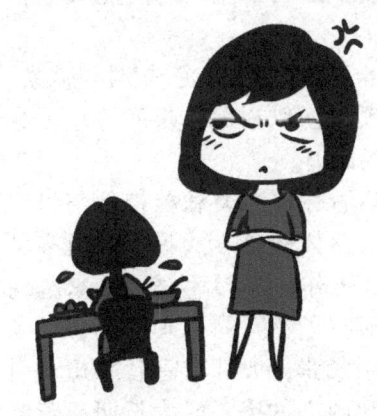

图95 肝气郁结

痰湿化热，则可发展为湿郁、食积、热郁等证。

情志不遂，肝郁抑脾，耗伤心气，营血渐耗，心失所养，即所谓忧郁伤神，

可导致心神不宁。正如《灵枢·口问》篇中所说："悲哀愁忧则心动,心动则五脏六腑皆摇。"若久郁伤脾,脾失健运,饮食减少则气血生化乏源,以致气血不足,心脾两虚;若久郁化火,耗伤阴血,累及于肾,遂成阴虚火旺之证,由此发展,可成种种虚损之候。

总之,郁证的发生,因思虑、悲哀、郁怒、忧愁七情之所伤,导致肝失疏泄,脾失运化,心神失常,脏腑阴阳气血失调而成。初病因气滞而夹痰湿、食积,热郁者则多属实证;久病则由气及血,由实转虚,如忧郁伤神,心脾俱亏,阴虚火旺等皆属虚证。

(2) 西医病因病机

相当于西医的神经衰弱、癔症及焦虑症、更年期综合征、反应性精神病。

1) 神经衰弱:从 Beard 开始,神经衰弱就被看做是可由素质,躯体,心理,社会和环境等诸多因素引起的一种整体性疾病。

巴甫洛夫认为,高级神经活动类型属于弱型和中间型的人,易患神经衰弱,这类个体往往表现为敏感、多疑、孤僻、胆怯、急躁或遇事容易紧张。

神经系统功能过度紧张,长期心理冲突和精神创伤引起负性情感体验,生活无规律,过分疲劳得不到充分休息等都可以成本病起因,我国在 20 世纪 50 年代末至 60 年代初,对神经衰弱的病因曾进行过大量调查研究,认为神经系统功能过度紧张是本病的主要原因之一,相关人员曾经对不同职业人群中神经衰弱的调查资料说明,脑力劳动者患病率最高,半数以上患者反映工作或学习,主要是脑力活动,过度紧张,不仅脑力活动时间过长,而且工作任务过重;学习或工作困难,尤以要求特别严格,注意力需要高度集中的脑力工作,更容易引起过度紧张和疲劳。

营养不良、内分泌失调、感染、中毒、颅脑创伤和躯体疾病等也可成为本病的诱因。

长期的心理冲突和精神创伤引起的负性情感体验是本病另一种较多见的原因,工作和学习不适应,家庭纠纷、婚姻、恋爱问题处理不当,以及人际关系紧张,大都在患者思想上引起矛盾和内心冲突,成为长期痛苦的根源,又如生活受到挫折、亲人突然死亡、家庭重大不幸等,也会引起悲伤,痛苦等负性情感体验,导致神经

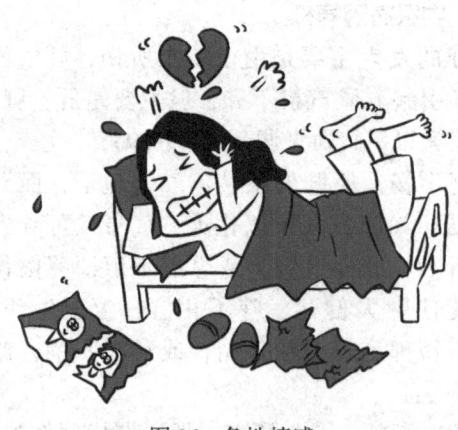

图96 负性情感

衰弱的产生（图96）。

生活忙乱无序，作息规律和睡眠习惯的破坏，以及缺乏充分的休息，使疲劳和紧张得不到恢复，也为神经衰弱的易发因素。

2）癔症：①精神刺激：使患者感到气愤、精神紧张、恐惧、委屈等精神刺激或重大生活事件，往往是本症发病的直接原因或者成为第一次发病的因素，有部分患者在以后的发作中可无明显诱发因素，而是通过触景生情或联想，或自我暗示而发病。童年期的创伤性经历，如遭受精神虐待、躯体或性摧残，则是后来发生转换性和分离性癔症重要原因之一，但躯体化障碍的发病与精神因素关系多不明显。②心理素质：精神因素是否成为引起癔症的原因及引发何种癔症与患者心理素质有关，一般来说，具有癔症性格的人遇有精神刺激，易发生癔病，所谓癔病性格系指情感丰富、暗示性强、自我中心、富于幻想。情感丰富即情感鲜明强烈，但不稳定，容易感情用事。暗示性强即主要是指在一定环境气氛和情感基础上容易受外界影响，以及容易对自身的某种感觉或某种观念无条件地接受（自我暗示）。自我中心即生活中处处吸引他人对自己的注目，富于表演性、戏剧性或者夸张性，目的是为了博得人们对自己的重视与同情。富于幻想即在情感基础上想象丰富、生动、活泼，甚至难以区别现实与幻想。③遗传因素：对于本症遗传研究结果颇不一致，总的来说，男性患者一级亲属的患病率为2.4%，女性患者则为6.4%，高于一般居民的患病率，说明癔症存在遗传因素影响，而对双生子的研究不能支持本病的遗传假说。④其他易感因素：文化水平低、迷信观念重以及完全依赖丈夫供养的妇女，或是青春期、更年期的妇女，易患癔症。

3）焦虑症：目前病因尚不明确。研究表明，焦虑症与遗传因素、个性特点、不良事件、应激因素、躯体疾病等均有关系，这些因素会导致机体神经-内分泌系统出现紊乱，神经递质失衡，从而造成焦虑等症状的出现（图97）。临床上焦虑症患者往往会有5-HT（5-羟色胺），NE（去甲肾上腺素）等多种神经递质的失衡，而抗焦虑药可使失衡的神经递质趋向正常，从而使焦虑症状消失，情绪恢复正常。

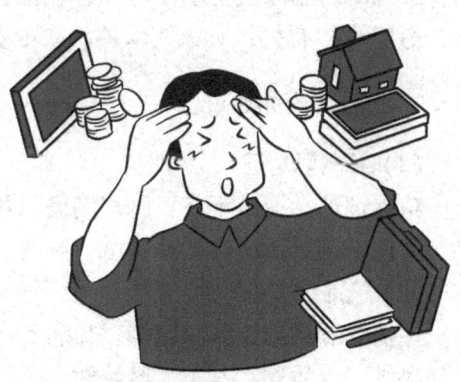

图97 焦虑症

4）更年期综合征：一方面，生理上的变化有卵巢功能的衰退，分泌雌激素和排卵逐渐减少并失去周期性，直至停止排卵；垂体分泌促卵泡激素和促黄体素过多，雌激素的靶器官如阴道、子宫、乳房、尿道等的结构和功能改变，从而在围绝经期出现月经不规则、潮热、多汗、心悸、尿频、尿失禁、阴道干燥、性欲减退、睡眠差、骨质疏松及身体发胖等一系列生理现象,随着生理的改变妇女还可出现一些心理上不适反应如情绪不稳定、记忆力下降、多疑、多虑和抑郁等。虽然更年期通常自然发生,但是它可能因卵巢外科切除手术引起(外科手术性更年期),从癌症治疗造成的卵巢功能衰退也能引起更年期,例如化学疗法或者放射治疗。

另一方面,在社会关系方面,围绝经期妇女面临一些社会问题如工作中的困难、离婚、父母疾病或死亡、孩子长大离开身旁等,这一切都给她们带来精神压力,一定程度上干扰了围绝经期妇女的生活、工作及其与他人的关系,她们常觉得自己变老了,不喜欢参加公共活动,对家人容易发脾气。出现这些情况,如果得不到社会和家人的理解,很容易导致家庭矛盾,甚至危及妇女的健康。

5)反应性精神病:①精神因素:精神因素是导致本病发生的直接原因,急剧的精神刺激因素常使患者惊恐或其遭遇威胁性意义的事件,如地震、车祸、火灾、洪水、亲人突然死亡及战时的轰炸、火器威胁、白刃搏斗等;持续的精神紧张,持久而沉重的内心矛盾和情绪负担,长期的隔离等亦可导致过度悲伤、懊丧和内心痛苦。精神因素必须具有足够的强度才能造成患者的强烈情绪反应,失去自我控制能力,其行为与思维受病理情感的支配而呈现出各种精神症状,甚至意识障碍。②性格特征:敏感、多疑、懦弱者易发病。③其他因素:在重病、慢性躯体疾病之后,过度疲劳及女性的月经期、产褥期等躯体功能消弱的情况下易发病;患者的内心冲突程度又与其心理社会背景(如文化价值观念、教育程度、爱好、愿望等)有关;有家族精神病遗传史者易发病。

10.1.3 临床表现

(1)肝气郁结证

精神抑郁,情绪不宁,胸部满闷,胁肋胀痛,痛无定处,脘闷嗳气,不思饮食,大便不调,舌质红,苔薄腻,脉弦。

(2)气滞化火证

性情急躁易怒,胸胁胀满,口苦而干,或头痛、目赤、耳鸣,或嘈杂吞酸,大便秘结,舌质红,苔黄,脉弦数。

(3)痰气郁结证

精神抑郁,胸部闷塞,胁肋胀满,咽中如有物梗塞,吞之不下,咯之不出,舌质红,苔白腻,脉弦滑。

(4)心神失养证

精神恍惚,心神不宁,多疑易惊,悲忧善哭,喜怒无常,或时时欠伸,或手舞足蹈，骂詈喊叫，舌质淡，苔薄白，脉弦。

(5) 心脾两虚证

多思善疑，头晕神疲，心悸胆怯，失眠，健忘，纳差，面色不华，舌质淡，苔薄白，脉细。

(6) 心肾阴虚证

情绪不宁，心悸，健忘，失眠，多梦，五心烦热，盗汗、口咽干燥，舌质红少津，苔少，脉细数。

10.1.4 临床诊断

(1) 中医诊断

1) 以忧郁不畅、情绪不宁、胸胁胀满疼痛为主要临床表现，或有易怒易哭，或有咽中如有炙脔，吞之不下，咯之不出的特殊症状。

2) 患者大多数有忧愁、焦虑、悲哀、恐惧、愤懑等情志内伤的病史，并且郁证病情的反复常与情志因素密切相关。

3) 多发于青中年女性、无其他病证的症状及体征。

(2) 西医诊断

1) 以忧郁不畅、情绪不宁、胸胁胀满疼痛为主要临床表现，或有易怒易哭，或有咽中如有炙脔，吞之不下，咯之不出的特殊症状。

2) 以咽部症状为主要表现时，需做咽部的检查，以鉴别于咽部疾病。

3) 若患者有吞之不下，咯之不出的症状时，可作食管的X线及内镜检查，以排除食管病变。

4) 脏躁的临床表现与西医癔症关系密切，主要与精神分裂症相鉴别，后者具有思维障碍、知觉障碍和性格改变等症状，如被控制感，幻听，原发性妄想。

10.2 药枕技术在郁证中的应用

10.2.1 技术一

填充药物 柴胡500g，合欢500g，木香400g，佩兰400g，乌药（图98）500g，当归400g，川芎400g，旋覆花500g，香附400g。将上药一起烘干，切碎成粗末状，混匀，装入枕芯，做成药枕，使病人随时枕于头项之下。

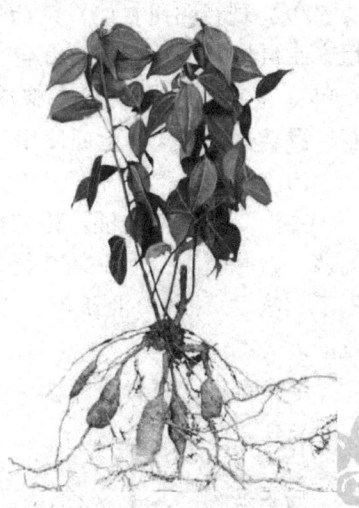

图98 乌药

治疗原则 疏肝解郁，理气畅中。

主治 肝气郁结证：精神抑郁，情绪不宁，胸部满闷，胁肋胀痛，痛无定处，脘闷嗳气，不思饮食，大便不调，舌质红，苔薄腻，脉弦。

注意事项 医者要努力做好病人的思想工作，移情易性。

10.2.2 技术二

填充药物 绿豆衣、橘叶、桑叶、龙胆草（图99）、地骨皮、草决明各150g。将上药一起烘干，共研粗末，混合均匀后用纱布包裹起来，缝住边缝，制成薄型的枕芯，置于普通枕头的上面使用。

治疗原则 疏肝解郁，清肝泻火。

主治 气滞化火证：性情急躁易怒，胸胁胀满，口苦而干，或头痛、目赤、耳鸣，或嘈杂吞酸，大便秘结，舌质红，苔黄，脉弦数。

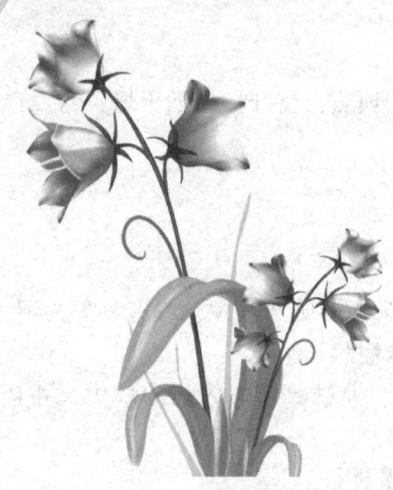

图99 龙胆草

注意事项 节情志。

10.2.3 技术三

填充药物 明矾1000g，姜半夏500g，薤白500g，全瓜蒌（图100）1000g，枳实500g。现将明矾打碎，余药烘干，共研粗末，再将碎明矾加入，混合均匀后用纱布包裹起来，缝住边缝，制成薄型的枕芯，置于普通枕头的上面使用。

治疗原则 行气开郁，化痰散结。

主治 痰气郁结证：精神抑郁，胸部闷塞，胁肋胀满，咽中如有物梗塞，吞之不下，咯之不出，舌质红，苔白腻，脉弦滑。

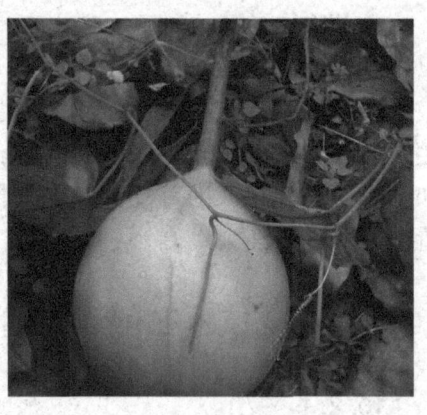

图100 瓜蒌

注意事项 患者忌饱食后枕之。

10.2.4 技术四

填充药物 合欢（图101）500g，石菖蒲500g，侧柏叶400g。上药物一起烘干，粉碎成粗末，混合均匀后用纱布包裹起来，缝住边缝，制成薄型的枕芯，置于普通枕头的上面使用。

治疗原则 养心安神。

主治 心神失养证：精神恍惚，心神不宁，多疑易惊，悲忧善哭，喜怒无常，或时时欠伸，或手舞足蹈，骂詈喊叫，舌质淡，苔薄白，脉弦。

10.2.5 技术五

填充药物 当归 1200g，黄芪 1000g，甘松 500g，白术 500g，茯苓 500g，熟地 500g，仙鹤草 500g，大枣 200g，葛根 100g。将上药分别烘干，研成粗末，混合均匀后用纱布包裹起来，缝住边缝，制成薄型的枕芯，置于普通枕头的上面使用。

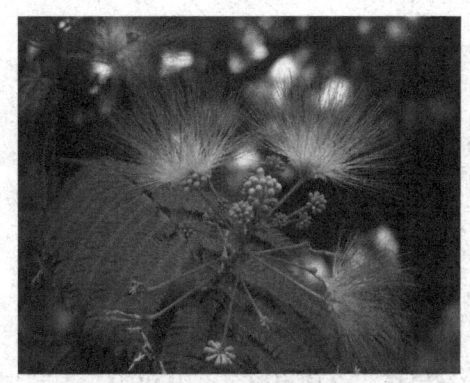

图 101 合欢

治疗原则 健脾养心，补益气血。

主治 心脾两虚证：多思善疑，头晕神疲，心悸胆怯，失眠，健忘，纳差，面色不华，舌质淡，苔薄白，脉细。

注意事项 最少坚持治疗 3 个月。

10.2.6 技术六

填充药物 黑豆 1000g，磁石 1000g。上药分别打碎，混匀装入枕芯，制成药枕。令病人睡时枕之。

治疗原则 滋阴泻火，安神镇静。

主治 心肾阴虚证：情绪不宁，心悸，健忘，失眠，多梦，五心烦热，盗汗，口咽干燥，舌质红少津，苔少，脉细数。

注意事项 将磁石打碎成米粒大小。

10.3 按语

疾病预防与调摄

正确对待各种事物，避免忧思郁虑，防止情志内伤，是防治郁证的重要措施。医务人员深入了解病史，详细进行检查，用诚恳、关怀、同情、耐心的态度对待病人，取得患者的充分信任，在郁证的治疗及护理中具有重要作用。对郁证患者，应作好精神治疗的工作，使病人能正确认识和对待疾病，增强治愈疾病的信心，并解除情志致病的原因，以促进郁证的完全治愈。

11 胃痛

11.1 概述

11.1.1 概念

胃痛,又称胃脘痛,是以上腹胃脘近心窝部疼痛为主症的病证。胃痛是临床上常见的一个症状,多见急、慢性胃炎,胃、十二指肠溃疡病,胃神经官能症。也见于胃黏膜脱垂、胃下垂、胰腺炎、胆囊炎及胆石症等病(图102)。

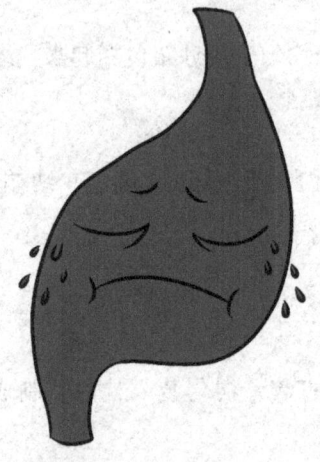

图102 胃痛

11.1.2 病因病机

(1) 中医病因病机

1) 寒邪客胃:寒邪属于阴邪,其性凝滞主收引。胃脘上部以口与外界相通,气候寒冷,寒邪或由口吸入;或脘腹受凉,寒邪直中,内客于胃;或服药苦寒太过,或寒食伤中,致使寒凝气滞,胃气失和,胃气阻滞,不通则痛。正如《素问·举痛论》所说:"寒气客于肠胃之间,膜原之下,血不得散,小络急引,故痛。"

2) 饮食伤胃:胃为仓廪之官,主受纳腐熟水谷,其气以和降为顺,故胃痛的发生与饮食不节关系最为密切。若饮食不节,暴饮暴食,过饥过饱,都易损伤脾胃,饮食停滞,致使胃气失和,胃中气机阻滞,不通则痛;或五味过极,辛辣无度,或恣食肥甘厚味,或饮酒如浆,则伤脾碍胃,蕴湿生热,阻滞气机,以致胃气阻滞,不通则痛,皆可导致胃痛(图103)。故《素问·痹论》曰:"饮食自倍,肠胃乃伤。"《医学正传·胃脘痛》曰:"初致病之由,多因纵恣口腹,喜好辛酸,恣饮热酒煎煿,复餐寒凉生冷,朝伤暮

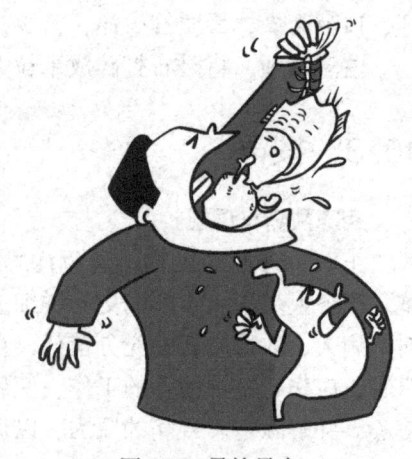

图103 暴饮暴食

损，日积月深，……故胃脘疼痛。"

3) 肝气犯胃：肝为刚脏，性喜条达而主疏泄，脾胃的受纳运化，中焦气机的升降，有赖于肝之疏泄，《素问·宝命全形论》所说的"土得木而达"即是这个意思。所以病理上就会出现木旺克土，或土虚木乘之变。忧思恼怒，情志不遂，肝失疏泄，肝郁气滞，横逆犯胃，以致胃气失和，胃气阻滞，即可发为胃痛。所以《杂病源流犀烛·胃病源流》谓："胃痛，邪干胃脘病也。……唯肝气相乘为尤甚，以木性暴，且正克也。"肝郁日久，又可化火生热，邪热犯胃，导致肝胃郁热而痛。

若忧思恼怒，气郁而伤肝，肝失疏泄，气机不畅，血行瘀滞，又可形成血瘀，兼见瘀血胃痛。胆与肝相表里，皆属木。胆之通降，有助于脾之运化及胃之和降。《灵枢·四时气》篇曰："邪在胆，逆在胃。"若胆病失于疏泄，胆腑通降失常，胆气不降，逆行犯胃，致胃气失和，肝胆胃气机阻滞，也可发生胃痛。

4) 脾胃虚弱：脾与胃同居腹内，以膜相连，一脏一腑，互为表里，共主升降，共奏受纳运化水谷之功。脾主升，胃主降，胃之受纳腐熟，赖脾之运化升清，所以胃病常累及脾，脾病常累及胃。若素体虚弱，或劳倦过度，或饮食所伤，或过服寒凉药物，或久病脾胃受损，均可引起脾胃虚弱，中焦虚寒，致使胃失温养，发生胃痛。若是热病伤阴，或胃热火郁，灼伤胃阴，或久服香燥理气之品，耗伤胃阴，胃失濡养，也可引起胃痛。肾为先天之本，阴阳之根，脾胃之阳，全赖肾阳之温煦；脾胃之阴，全赖肾阴之滋养。若肾阳不足，火不暖土，可致脾阳虚，而成脾肾阳虚，胃失温养之胃痛；若肾阴亏虚，肾水不能上济胃阴，可致胃阴虚，而成胃肾阴虚。胃失濡养之胃痛。

此外，若气滞日久，血行瘀滞，或久痛入络，胃络受阻，或胃出血后，离经之血未能及时清除，以致瘀血内停，胃络阻滞不通，均可引起瘀血胃痛。《临证指南医案·胃脘痛》中早已有关于这种病机的论述："胃痛久而屡发，必有凝痰聚瘀。"如若脾阳不足，失于健运，湿邪内生，聚湿成痰成饮，蓄留胃脘，又可致痰饮胃痛。

本病病因，初起多由外邪、饮食、情志不遂所致，病因多单一，病机也单纯，常见寒邪客胃、饮食停滞、肝气犯胃、肝胃郁热、脾胃湿热等证候，表现为实证；久则由实转虚，如寒邪日久损伤脾阳，热邪日久耗伤胃阴，多见脾胃虚寒、胃阴不足等证候，则属虚证。因实致虚，或因虚致实，皆可形成虚实并见证，如胃热兼有阴虚，脾胃阳虚兼见内寒，以及兼夹瘀、食、气滞、痰饮等。本病的病位在胃，与肝、脾关系密切，也与胆、肾有关。基本病机为胃气阻滞，胃失和降，不通则痛。

(2) 西医病因病机

胃痛是消化系统疾病中一种很常见的症状，实际上引起胃痛的疾病很多，有

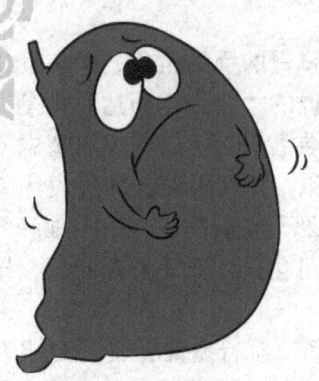

一些还是非常严重的疾病。例如急、慢性胃炎，胃、十二指肠溃疡病，胃神经官能症。也见于胃黏膜脱垂、胃下垂、胰腺炎、胆囊炎及胆石症及胃癌等病（图104）。

胃痛是一种非特异性症状，常出现在胃炎、胃溃疡、十二指肠溃疡等疾病，还有上腹疼不一定是胃，也有可能是肝、膈等。胃痛是胃部疾病最常见的症状，疼痛的程度、性质、发作时间都可以因为病情的不同而有区别。当胃收缩过于亢进或进食过多时，可在上腹部（心窝部）出现紧张性或压迫性疼痛的感觉；胃下垂或胃扩张时，由于收缩减弱或者消失，可出现沉重或膨胀的感觉；慢性胃炎常常表现为进食后上腹部不适、胀闷或者疼痛；溃疡病时胃痛则表现为周期性的饥饿痛或夜间痛；溃疡穿孔的疼痛表现为突然发生的刀割样剧痛。

图104 胃痛症状

引起胃痛的因素有很多，包括工作过度紧张、食无定时、吃饱后马上工作或运动、饮酒过多、吃辣过度、经常进食难消化的食物等（图105和图106）。胃痛大多数是由胃酸反流引起的，也就是原本待在胃内的液体逆流入食管。这些消化液中含有氢氯酸（盐酸），这是工业上用来清洁金属的腐蚀性物质。尽管胃有保护膜，可免受胃酸侵蚀，然而，食管却缺乏此保护层。

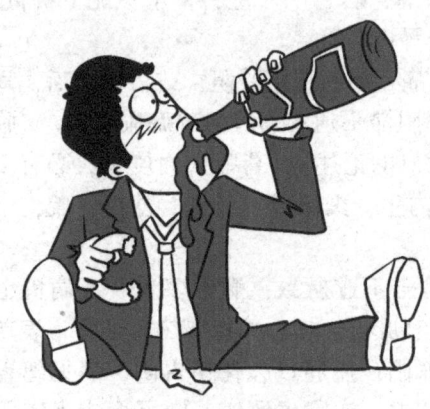

图105 酗酒

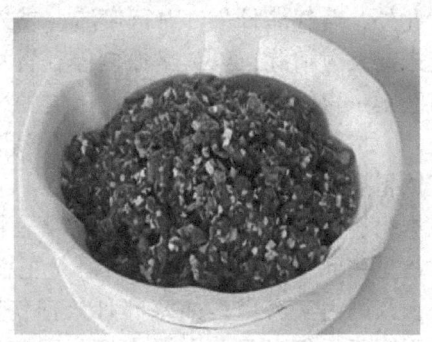

图106 过辣食物

因此，当胃酸逆流入食管时，会引起灼热，有时严重到患者以为是心脏病发作。引起胃痛最常见的原因就是大吃大喝，但这并不是唯一原因。有些人并未暴饮暴食，但也出现胃痛。其实，胃痉挛就和食物没有一点关系，它绝大多数起因于精神原因，生气、压力过大、精神紧张等都可能引起胃绞痛。

胃部是我们体内重要的消化器官之一，在正常状态下，它应该是不停蠕动的，将食管送下来的食物磨碎。如果胃的蠕动不正常，就会妨碍消化和吸收，令过量气体积聚，形成胃气，中医称这情况为"呆滞"。

胃呆滞时，吃下的食物不能实时磨碎、送到肠道，因而被迫滞留胃中，半处理过的食物就会任意发酵、发臭，形成酸腐气味，亦即口气，同时亦会有胃胀的征状。

当胃部出现溃疡，幽门螺旋杆菌就会寄生于伤口，导致溃疡处经常发炎；即使用药杀灭细菌，如果饮食恶习不改，溃疡愈合之后，依然会不时觉得疼痛。

11.1.3　临床表现

(1) 寒邪客胃

胃痛暴作，畏寒喜暖，得温痛减，遇寒加重，口淡不渴，或喜热饮，舌质淡苔薄白，脉弦紧。

(2) 饮食伤胃

胃脘疼痛，胀满拒按，嗳腐吞酸，或呕吐不消化食物，其味腐臭，吐后痛减，不思饮食，大便不爽，得矢气及便后稍舒，苔厚腻，脉滑。

(3) 肝气犯胃

胃脘胀满，攻撑作痛，脘痛连胁，胸闷嗳气，喜长叹息，大便不畅，得嗳气、矢气则舒，遇烦恼郁怒则痛作或痛甚，苔薄白，脉弦。

(4) 湿热中阻

胃脘疼痛，痛势急迫，脘闷灼热，口干口苦，口渴而不欲饮，纳呆恶心，小便色黄，大便不畅，舌质红，苔黄腻，脉滑数。

(5) 瘀血停胃

胃脘疼痛，如针刺、似刀割，痛有定处，按之痛甚，痛时持久，食后加剧，入夜尤甚，或见吐血黑便，舌质紫暗或有瘀斑，脉涩。

(6) 胃阴亏耗

胃脘隐隐灼痛，似饥而不欲食，口燥咽干，五心烦热，消瘦乏力，口渴思饮，大便干结，舌质红少津，脉细数。

(7) 脾胃虚寒

胃痛隐隐，绵绵不休，喜温喜按，空腹痛甚，得食则缓，劳累或受凉后发作或加重，泛吐清水，神疲纳呆，四肢倦怠，手足不温，大便溏薄，舌质淡苔白，脉虚弱或迟缓。

11.1.4　临床诊断

(1) 中医诊断

1) 上腹近心窝处胃脘部发生疼痛为特征，其疼痛有胀痛、刺痛、隐痛、灼痛等不同的性质（图107）。

2）常伴食欲不振、恶心呕吐、嘈杂泛酸、嗳气吞腐等上消化道症状。

3）发病特点：以中青年居多，多有反复发作病史，发病前多有明显的诱因，如天气变化、恼怒、劳累、暴饮暴食、饥饿、进食生冷干硬辛辣醇酒，或服用有损脾胃的药物等。

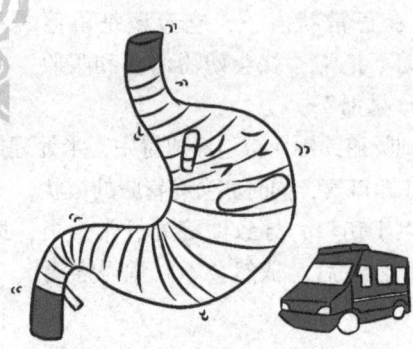

图107　胃痛发作

(2) 西医诊断

1）胃镜检查及活组织检查：胃镜检查结合直视下活组织病理检查，是诊断慢性胃炎的主要方法。浅表性胃炎常以胃窦部为最明显，多为弥漫性，胃黏膜表面呈红白相间或花纹状改变，有时见散糜烂，常有白色或黄白色渗出物。萎缩性胃炎的黏膜多呈苍白或灰白色，皱襞变细或变平坦，由于胃黏膜变薄，使黏膜下血管可透见呈紫蓝色，病变可弥漫或主要累及胃窦部（图108）。

2）胃脱落细胞检查是一项较简单的诊断方法，在胃镜直视下，胃内可疑处刷取细胞做脱落细胞学检查有助于鉴别诊断。

3）大多数慢性胃炎X线胃钡餐检查无异常发现。

4）胃液分析：慢性萎缩性胃炎的胃酸分泌常有障碍，尤以胃体部慢性萎缩性胃炎时最严重。

5）血清壁细胞抗体试验血清促胃液素测定：多数胃体胃炎的血清壁细胞抗体常呈阳性，而血清促胃液素多升高。相反，胃窦部胃炎则血清壁细胞抗体多呈阴性，而血清促胃液素降低。

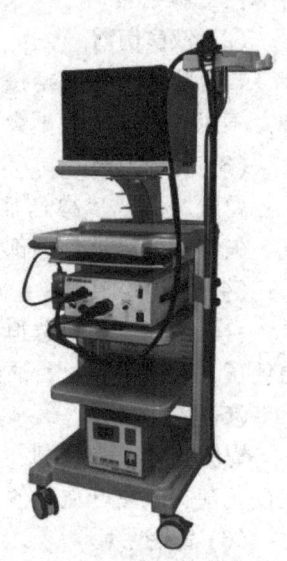

图108　胃镜检查

11.2　药枕技术在胃痛中的应用

11.2.1　技术一

填充药物　藿香（图109）300g，羌活200g，防风200g，细辛100g，麻黄100g，桂枝100g。上药快速烘干，晒共粉碎成粗末状，装入枕芯，做成药枕，使病人随时枕于头项之下，并动员病人采取鼻吸口呼的呼吸法。

治疗原则 疏寒止痛。

主治 寒邪客胃：胃痛暴作，畏寒喜暖，得温痛减，遇寒加重，口淡不渴，或喜热饮，舌质淡苔薄白，脉弦紧。

11.2.2 技术二

填充药物 香附500g，木香（图110）500g，柴胡500g，青皮200g，藿香300g，元胡索500g，通草200g。上药除通草外分别烘干，共研粗末；通草铺匀，外撒药末，装入枕芯，制成药枕，令病人枕之。

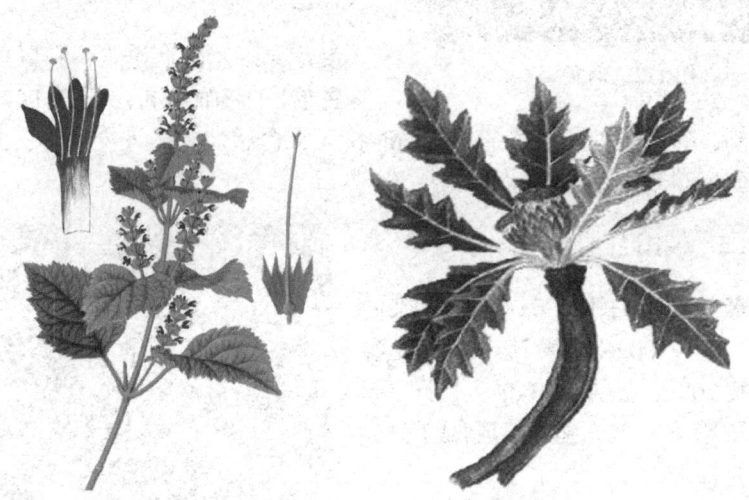

图109 藿香　　　　图110 木香

治疗原则 疏肝理气，和胃止痛。

主治 肝气犯胃：胃脘胀满，攻撑作痛，脘痛连胁，胸闷嗳气，喜长叹息，大便不畅，得嗳气、矢气则舒，遇烦恼郁怒则痛作或痛甚，苔薄白，脉弦。

11.2.3 技术三

填充药物 香附300g，桃叶100g，柴胡300g，夏枯草200g，菊花100g，丹皮200g，青皮（图111）200g，绿豆衣50g，上药烘干，粉碎成粗末，混合均匀后用纱布包裹起来，缝住边缝，制成薄型的枕芯，置于普通枕头的上面使用，令病人睡时枕之。

治疗原则 疏肝泄热，和胃止痛。

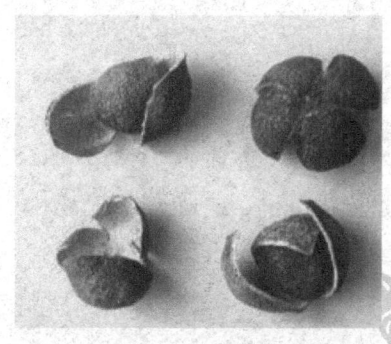

图111 青皮

主治 肝胃郁热：胃脘灼热而痛，心烦易怒，泛酸嘈杂，口干口苦，便干尿黄，食后尤甚，舌质红苔黄，脉弦数。

11.2.4 技术四

填充药物 生白术300g，生黄芪500g，党参150g，蒲黄（图112）200g，五灵脂100g，土鳖虫50g。上药一起烘干，研成粗末，装入枕芯，制成药枕。令病人睡时枕之。

治疗原则 化瘀透络，和胃止痛。

主治 瘀血停胃：胃脘疼痛，如针

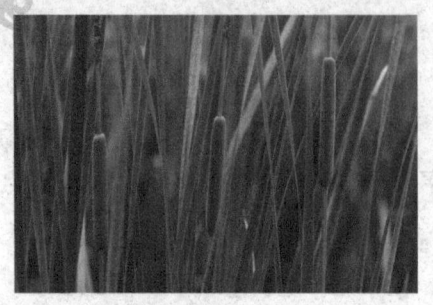

图112 蒲黄

刺、似刀割，痛有定处，按之痛甚，痛时持久，食后加剧，入夜尤甚，或见吐血黑便，舌质紫暗或有瘀斑，脉涩。

11.2.5 技术五

填充药物 生白术300g，桂枝200g，干姜（图113）100g，生黄芪500g，党参150g，蒲黄200g，五灵脂100g。上药一起烘干，研成粗末，装入枕芯，制成药枕。令病人睡时枕之。

治疗原则 温中止痛。

主治 脾胃虚寒：胃痛隐隐，绵绵不

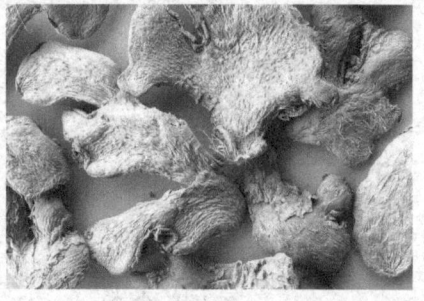

图113 干姜

休，喜温喜按，空腹痛甚，得食则缓，劳累或受凉后发作或加重，泛吐清水，神疲纳呆，四肢倦怠，手足不温，大便溏薄，舌质淡苔白，脉虚弱或迟缓。

11.2.6 技术六

填充药物 麦冬（图114）500g，石斛200g，砂仁200g，沙参500g，太子参200g，葛根500g，天花粉200g，沉香100g。上药一起烘干，研成粗末，装入枕芯，制成药枕。令病人睡时枕之。

治疗原则 育阴和胃。

主治 脾胃虚寒：胃痛隐隐，绵绵不休，喜温喜按，空腹痛甚，得食则缓，劳累或受

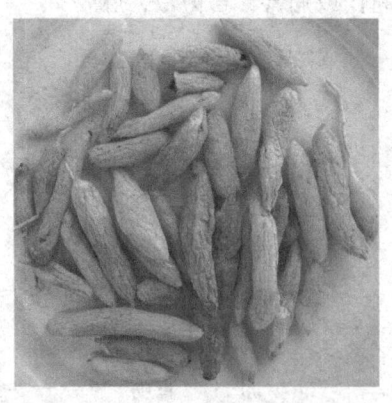

图114 麦冬

凉后发作或加重,泛吐清水,神疲纳呆,四肢倦怠,手足不温,大便溏薄,舌质淡苔白,脉虚弱或迟缓。

11.3 按语

疾病预防调护

本病发作,多与情志不遂、饮食不节有关,故在预防上要重视精神与饮食的调摄。患者要养成有规律的生活与饮食习惯,忌暴饮暴食,饥饱不均。胃痛持续不已者,应在一定时期内进流质或半流质饮食,少食多餐,以清淡易消化饮食为宜,忌粗糙多纤维饮食,尽量避免进食浓茶、咖啡以及辛辣食物,进食时候宜细嚼慢咽,慎用水杨酸、肾上腺皮质激素等西药。同时保持乐观的情绪,避免过度劳累与紧张也是预防本病复发的关键。

12 呃逆

12.1 概述

12.1.1 概念

呃逆是指胃气上逆动膈，以气逆上冲，喉间呃呃连声，声短而频，难以自制为主要表现的病证。相当于西医学中的单纯性膈肌痉挛（图115）。

12.1.2 病因病机

(1) 中医病因病机

1) 饮食不节：如过食生冷（图116）或寒凉药物，则致寒气蕴蓄于胃，并可循手太阴之脉上膈、袭肺，胃失和降，胃气上逆，复因膈间不利，故呃呃声短而频，不能自制。如《丹溪心法·咳逆》曰："咳逆为病，古谓之哕，近谓之呃，乃胃寒所生，寒气自逆而呃上。"若过食辛热煎炒，醇酒厚味，或过用温补之剂，致燥热内生，腑气不行，胃失和降，胃气上逆动膈，也可发为呃逆。如《景岳全书·呃逆》曰："皆其胃中有火，所以上冲为呃。"

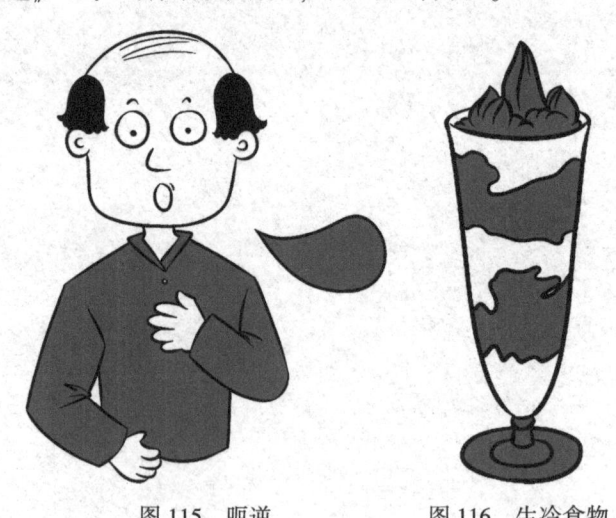

图115 呃逆　　图116 生冷食物

2) 情志不和：恼怒抑郁伤肝，气机不利，则津液失布而滋生痰浊，若肝气横逆乘肺胃，胃失和降，胃气夹痰上逆动膈而发生呃逆（图117）。正如《古今医统大全·咳逆门》所说："凡有忍气郁结积怒之人，并不得行其志者，多有咳逆之证。"《证治准绳·呃逆》亦有因"暴怒气逆痰厥"而发生呃逆的记载，均指出本病的发生与情志有关。

3）正气亏虚：素体不足，年高体弱，或大病久病之后，正气未复，或因病而误用吐下之后，均可损伤中气，使脾胃虚弱，胃失和降；或损及胃阴，不得润降，致胃气上逆动膈，而发生呃逆。若病深及肾，肾气失于摄纳，引动冲气上乘，夹胃气上逆动膈，也可导致呃逆。如《证治汇补··呃逆》提出："伤寒及滞下后，老人、虚人、妇人产后，多有呃症者，皆病深之候也。"

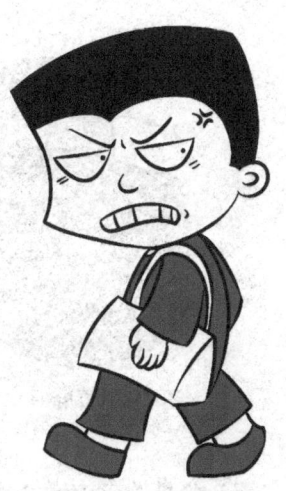

图117　恼怒伤肝

综上所述，呃逆的病变部位在膈，并与肺、肝、肾诸脏有关。其基本病机为胃失和降，膈间气机不利，胃气上逆动膈。胃居膈下，其气以降为顺。胃与膈有经脉相连属；肺处膈上，其主肃降，手太阴肺之经脉还循胃口，上膈，属肺。肺胃之气均以降为顺，两者生理上相互联系，病理上相互影响。肺之宣肃影响肺之和降，且膈居肺胃之间，上述病因影响肺胃时，使胃失和降，膈间气机不利，逆气上冲于喉间，致呃逆频作。胃中寒气内蕴，胃失和降，上逆动膈，可致胃中虚冷证；燥热内盛伤肺，甚至阳明腑实，腑气不顺，胃失和降，可致胃火上逆证；肝失疏泄，气机不顺，津液失布，痰浊内生，影响肺胃之气，可致气机郁滞证。此外，胃之和降，有赖于脾之健运和肝之条达，若脾失健运或肝失条达，则胃失和降，气逆动膈，亦成呃逆。肺之肃降与胃之和降，还有赖于肾的摄纳，若肾气不足，肾失摄纳，肺胃之气失于和降，浊气上冲，夹胃气上逆动膈，亦可致呃。

(2) 西医病因病机

1) 神经系统病变：①中枢神经系统病变：如脑炎，脑膜炎，脑肿瘤，脑积水，脑血管病变等，当病变波及延髓时较易发生呃逆。②脊髓病变：如脊髓炎，颈髓病变或脊髓痨并发膈危象。③周围神经病变：呃逆主要因迷走神经与膈神经受到刺激所致，消化系统多种病变，胸腔与纵隔疾病等均是引起呃逆的常见病因。

2) 横膈病变：①横膈以下腹腔内病变：常见于各种原因导致的胃扩张或胃胀气；胃、肠麻痹（图118）；幽门梗阻；肠梗阻或肠胀气；肝曲或脾曲综合征，

下篇 药枕技术的临床应用

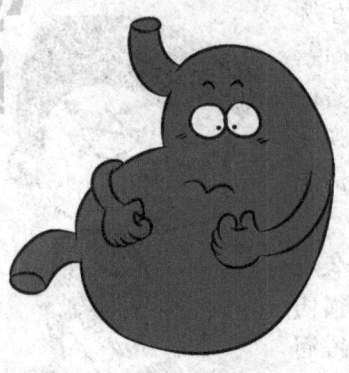

图118 胃麻痹

即结肠肝曲或脾曲高度胀气。手术后高度腹胀，在胆囊术后、胃肠术后、前列腺或膀胱术后发生呃逆较多见；肝脓肿、膈下脓肿或肝癌；胆囊炎或胆石症；弥漫性腹膜炎；大量腹水致横膈抬高等。②横膈以上胸腔内病变：多见于肺、支气管及胸膜疾病，如下叶肺炎、渗出性胸膜炎、支气管扩张等；纵隔肿瘤、食管、贲门部肿瘤；急性心肌梗死、心包炎；急性肺动脉栓塞；降主动脉瘤等；胸腔内大手术后。③横膈本身病变：多见于膈胸膜炎、先天性膈疝或食管裂孔疝等。

3) 全身性或中毒性疾病：呃逆可见于全身感染性疾病，如败血症、急性重症胰腺炎、伤寒、中毒性痢疾等；在急性酒精中毒、强酸、强碱中毒或尿毒症者也可引起呃逆；少数糖尿病并发胃轻瘫时也可引起呃逆。

4) 癔症或神经性呃逆：多见于吞气症（神经性嗳气）者，常因连续吞咽空气后，可随意表现为呃逆的动作。

呃逆的发生机制较为复杂，呃逆的产生是一种神经反射活动，其低级反射中枢一般位于第3、4节颈髓（但仍受到延髓呼吸中枢的控制），来自膈神经或迷走神经的感觉纤维将刺激或冲动传入。呃逆的发生除了神经反射以外，还必须有呼吸肌的参与才能完成，膈肌、肋间肌等呼吸肌的阵发性痉挛、收缩是起协同作用的重要因素。

12.1.3 临床表现

根据呃逆时伴有声带闭合所产生一种特殊的声音，不难诊断。

详细询问病史，了解呃逆发生的诱因、频率、持续时间、是否影响进食或睡眠、既往呃逆发作状况等甚为重要，如呃逆系饮食不当，胃肠道胀气或神经性因素所致，虽然患者多年来经常有呃逆发作，但其无须治疗或经一般对症治疗后呃逆即可停止；如果呃逆在胸、腹部大手术后发生，多因胃肠麻痹、胀气或膈肌受到刺激所致；神经性因素所致的呃逆多在白天频繁发作，且无其他症状伴随，夜间并不影响睡眠（睡眠时呃逆可停止发作）；中枢神经系统病变所致的呃逆表现为呃逆的同时伴随有剧烈头痛、恶心、呕吐等症状，且伴有病理性神经反射；肺、支气管或纵隔病变引发的呃逆多在呃逆的同时伴有咳嗽、咳痰、呼吸困难或胸痛等症状；因消化性溃疡、胃癌、反流性食管炎、贲门癌、食管癌、食管裂孔疝或肝、胆道病变所致的呃逆，表现为呃逆同时伴有反酸、胸骨后烧灼感、上腹部疼痛、恶心、呕吐、进食梗阻感等。

12.1.4 临床诊断

(1) 中医诊断

1) 呃逆以气逆上冲，喉间呃呃连声，声短而频，不能自止为主症，其呃声或高或低，或疏或密，间歇时间不定（图119）。

2) 常伴有胸膈痞闷，脘中不适，情绪不安等症状。

3) 多有受凉、饮食、情志等诱发因素，起病多较急。

(2) 西医诊断

引起呃逆最常见的病因依次是多种原因所致的胃肠道扩张、胀气、蠕动减弱或麻痹，腹腔内胆囊、胆管、肝脏术后或胃肠手术，前列腺术后。此外，神经性呃逆也不少见，而胸腔内疾病、横膈本身疾病、中枢神经系统疾病及全身性或中毒性疾病导致的呃逆均较少见，因而在鉴别诊断上重点应注意以下各种疾病。

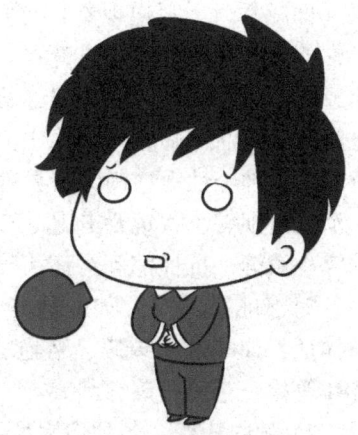

图 119 呃逆表现

1) 食管、胃、十二指肠疾病：反流性食管炎、食管裂孔疝、贲门癌、食管癌、多种原因引起的胃潴留、胃扩张或胃腔狭窄（包括幽门梗阻、皮革胃、胃窦癌等）都可导致呃逆，根据这些病变自身的临床表现，结合上消化道钡餐或胃镜检查即可明确诊断。

2) 肠道疾病：如肠梗阻、肠麻痹时可发生呃逆，根据患者腹痛特点及伴随的恶心、呕吐、肠鸣音高亢、不排气、不排便等表现，再结合腹部 X 线平片检查，肠梗阻、肠麻痹、肠高度胀气的诊断常无困难。

3) 胆道与肝脏疾病：如急性重症胰腺炎、胆囊炎、胆管炎、胆石症、胰腺癌、肝脓肿或肝癌等疾病，根据这些疾病的疼痛特点、疼痛部位及恶心、呕吐、畏寒发热、黄疸等症状和体征，再结合腹部 B 超或 CT、MRI 等检查可确立诊断。

4) 腹腔、盆腔内脏器官手术后：包括胃肠、胆道及肝脏手术，前列腺或膀胱手术，女性盆腔手术等，呃逆在这些疾病手术后发生者，系提示手术后可能导致了肠胀气、肠麻痹，或因炎症、手术本身刺激了膈神经所致，诊断常易成立。

5) 神经性呃逆：此种呃逆是一种常见的消化道功能性疾病，临床上女性较多见，发病常与精神紧张、情绪不稳定或焦虑等因素有关。临床上发现多数患者思想不开朗，性格内向，易生闷气，其主要临床表现是频繁的呃逆（嗳气），这种呃逆常受主观意识所控制，在医务人员面前或人多的场合，其呃逆可频繁发作，而在分散其注意力或单独一人时，呃逆可减轻或终止，虽有呃逆但不影响睡眠（即睡眠时无呃逆现象）。由于频繁的呃逆，将大量的空气吞入胃内，所以患者常感腹胀加重，少数患者吞入的大量气体可随胃肠蠕动而进入肠道，因结肠肝曲或脾曲位于结肠的最高位，所以气体可积聚于肝曲或脾曲，重者可导致左、右上腹部的隐痛与膨胀感，称之为肝曲综合征或脾曲综合征。当影响到膈肌时可加重呃逆，神经性呃逆尚无特异性诊断方法，可采用排除法及试探法进行诊断。若上消化道钡餐、胃镜及B超、CT等多种检查均显示无器质性病变存在，而心理治疗、镇静、抗忧郁等对症治疗可缓解呃逆时，对诊断神经性呃逆有帮助。

6）胸腔内病变：如多种支气管及肺病变，纵隔病变等均有其特征性的症状与体征，如咳嗽、咳痰、咯血、胸痛、呼吸困难等，结合X线胸片或胸部CT、MRI等检查常可明确诊断。

7）颅内病变：各种病因所致的脑炎、脑膜炎、脑血管病变及脑肿瘤等颅内病变，一般都有其特征性的临床表现，如恶心、呕吐、头痛、脑膜刺激征等，结合颅脑CT等检查，诊断常无困难。

12.2 药枕技术在呃逆中的应用

12.2.1 技术一

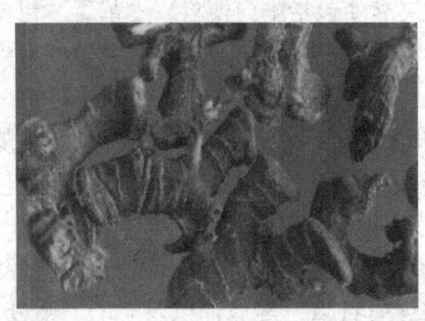

图120 高良姜

填充药物 乳香500g，硫黄400g，炮姜500g，香附200g，附子500g，沉香200g，高良姜（图120）200g。将上药分别烘干，共研细末，和匀，装入枕芯，做成药枕，使病人随时枕于头项之下。

治疗原则 温中散寒，降逆止呃。

主治 胃中寒冷型呃逆：呃声沉缓有力，胸膈及胃脘不舒，得热则减，遇寒更甚，进食减少，喜食热饮，口淡不渴，舌苔白润，脉迟缓。

12.2.2 技术二

填充药物 生石膏适量。将生石膏打碎成高粱米粒大小的碎块，用纱布包裹起来，缝住边缝，制成薄型的枕芯，置于普通枕头的上面使用。

治疗原则 清胃泄热，降逆止呃。

主治 胃火上逆型呃逆：呃声洪亮有力，冲逆而出，口臭烦渴，多喜冷饮，脘腹满闷，大便秘结，小便短赤，舌红苔黄燥，脉滑数。

注意事项 病人诊治时间过长，药枕外套可出现潮湿或者发热，可将枕翻到背面继续使用。必要时可另换一新药枕。

12.2.3 技术三

填充药物 莱菔子（图121）500g，木香500g，沉香500g，柴胡50g，香附500g，当归200g。上药分别烘干，共研粗末，混合均匀后用纱布包裹起来，缝住边缝，制成薄型的枕芯，置于普通枕头的上面使用。

治疗原则 顺气解郁，和胃降逆。

主治 气机郁滞型呃逆：呃逆连声，常因情志不畅而诱发或加重，胸胁满闷，脘腹胀满，嗳气纳减，肠鸣矢气，舌红活淡红苔薄白，脉弦。

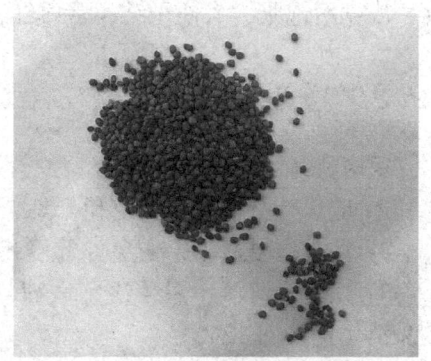

图121 莱菔子

来源 经验方。

12.2.4 技术四

填充药物 乳香500g，炮姜500g，硫黄400g，高良姜500g，香附200g，沉香200g，附子500g。上药分别烘干，共研粗末，混合均匀后用纱布包裹起来，缝住边缝，制成薄型的枕芯，置于普通枕头的上面使用。

治疗原则 温补脾胃止呃。

主治 脾胃阳虚型呃逆：呃声低长无力，气不得续，泛吐清水，脘腹不舒，喜温喜按，面色㿠白，手足不温，食少乏力，大便溏薄，舌质淡，苔薄白，脉细弱。

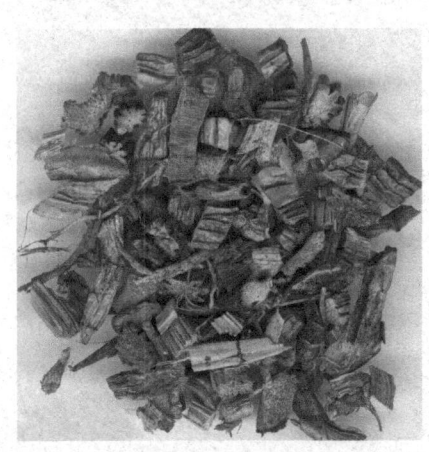

图122 石斛

12.2.5 技术五

填充药物 麦冬500g，石斛（图122）200g，沙参500g，太子参200g，天花粉200g，砂仁200g，葛根500g，沉香100g。上药分别烘干，共研粗末，混合均匀后用纱布包裹起来，缝住边缝，制成薄型的枕芯，置于普通枕头的上面令病人侧卧枕之。

治疗原则　温补脾胃止呃。

主治　胃阴不足型呃逆：呃声短促而不得续，口干咽燥，烦躁不安，不思饮食，或食后饱胀，大便干结，舌质红，苔少而干，脉细数。

12.3　按语

疾病预防

1）应保持精神舒畅，避免暴怒、过喜等不良情志刺激（图123）。

2）注意寒温适宜，避免外邪侵袭。

3）饮食宜清淡，忌生冷、辛辣、肥、腻之品，避免饥饱无常，发作时应进食易消化食（图124）。

 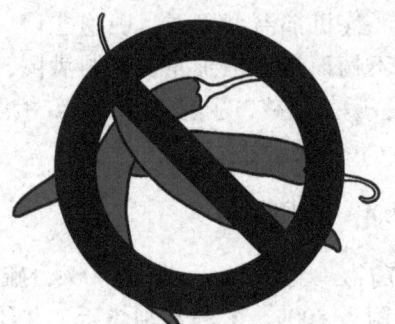

图123　保持精神舒畅　　　　图124　忌食辛辣

13 头痛

13.1 概述

13.1.1 概念

头痛是临床常见的自觉症状,可单独出现,也可出现在多种急、慢性疾病之中。下面所说的头痛主要是外感六淫、内伤杂病所引起的,以头痛为主要症状的一类病症。而并非是某一疾病过程中所出现的兼证。通常将局限于头颅上半部,包括眉弓、耳轮上缘和枕外隆突连线以上部位的疼痛统称头痛(图125)。

13.1.2 病因病机

(1) 中医病因病机

头痛的病因很多,但不外乎外感与内伤两大类。盖头为"诸阳之会","清阳之府",又为髓海所在,凡五脏之精华之血,六腑清阳之气,皆上注于头部,故六淫之邪外袭,上犯巅顶,邪气稽留,阻滞清阳,或内伤诸疾,导致气血逆乱,瘀阻经络,脑失所养。

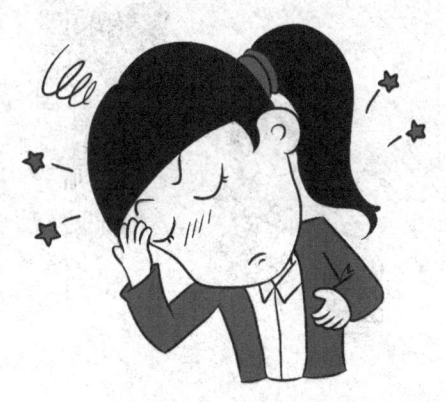

图125 头痛

(2) 西医病因病机

1)发病原因:引起头痛的病因很多,大体上可分为原发性和继发性两类。前者不能归因于某一确切病因,所以也可称为特发性头痛,常见的如紧张型头痛、偏头痛;后者病因可涉及各种颅内病变,如脑血管疾病、颅脑外伤、颅内感染,全身性疾病,如发热、内环境紊乱以及滥用精神活性药物等(图126)。

感染:颅脑感染或身体其他系统急性感染引发的发热性疾病。常引发头痛的颅脑感染如

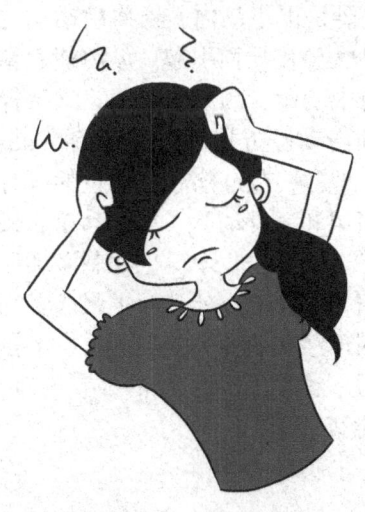

图126 头痛发作

脑炎、脑膜炎、脑膜脑炎、脑脓肿、颅内寄生虫感染（如囊虫、包虫）等。急性感染如流行性感冒、肺炎等疾病。

血管病变：脑血栓形成、脑栓塞、蛛网膜下隙出血、脑出血、高血压脑病、脑供血不足、脑血管畸形等。

占位性病变：颅内转移癌、颅脑肿瘤、炎性脱髓鞘假瘤等引起颅内压增高引发的头痛。

头面、颈部神经病变：头面部支配神经痛，如舌咽神经、三叉神经及枕神经痛。头面五官科疾患如眼、鼻、耳和牙疾病所致的头痛。颈椎病及其他颈部疾病引发头颈部位的疼痛。

全身系统性疾病：高血压病、贫血、肺性脑病、中暑等引起的头痛。

颅脑外伤：如脑挫伤、脑震荡、颅内血肿、硬膜下血肿、脑外伤后遗症。

毒物及药物中毒：如一氧化碳、酒精、有机磷、药物（如颠茄、水杨酸类）等中毒（图127）。

内环境紊乱及精神因素：月经期及绝经期头痛，神经症躯体化障碍及癔症性头痛。

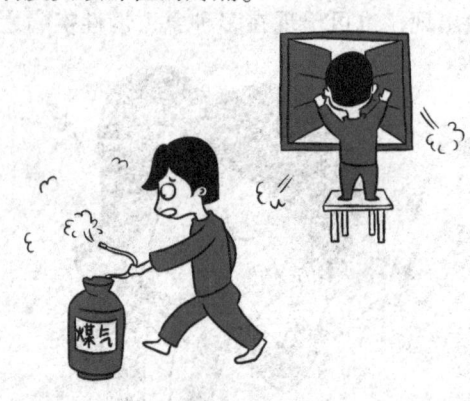

图127 CO中毒

其他：如偏头痛、丛集性头痛（组胺性头痛）、头痛型癫痫。

2）发病机制：头痛的发病机制比较复杂，主要是由于颅内、外痛敏结构内的痛觉感受器受到刺激，经痛觉传导通路传导到达大脑皮质而引起。颅内痛敏结构包括静脉窦（如矢状窦）、脑膜前动脉、脑膜前中动脉、颅底硬脑膜、三叉神经（V）、舌咽神经（IX）和迷走神经（X）、颈内动脉近端部分及邻近Willis环分支、脑干中脑导水管周围灰质和丘脑感觉中继核等；颅外痛敏结构包括颅骨骨膜、帽状腱膜、头部皮肤、皮下组织、头颈部肌肉和颅外动脉、第2和第3颈神经、眼、耳、牙齿、鼻窦、口咽部和鼻腔黏膜等。机械、化学、生物刺激和体内生化改变作用于颅内、外痛敏结构均可引起头痛。如颅内、外动脉扩张或者受到牵拉，颅内静脉和静脉窦的移位或受到牵引，脑神经和颈神经受到压迫、牵拉或炎症刺激，颅、颈部肌肉痉挛、炎症刺激或创伤，各种原因引起的脑膜刺激，颅内压异常，颅内5-羟色胺能神经元投射系统功能紊乱等。

13.1.3 临床表现

头痛程度有轻有重，疼痛时间有长有短。疼痛形式多种多样，常见闷痛、胀痛、撕裂样痛、电击样疼痛、针刺样痛,部分伴有血管搏动感及头部紧箍感,以及头晕、恶心、呕吐等症状。继发性头痛还可伴有其他系统性疾病症状或体征,如感染性疾病常伴有发热,血管病变常伴偏瘫、失语等神经功能缺损症状等。头痛依据程度产生不同危害,病情严重可使患者丧失工作和生活能力(图128)。

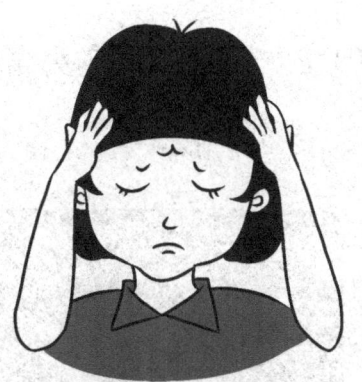

图128 头痛表现

13.1.4 临床诊断

(1) 中医诊断

1)以头部疼痛为主要临床表现。

2)头痛部位可以发生在前额、两颞、巅顶、枕项或全头部。疼痛性质可为跳痛、刺痛、胀痛、灼痛、重痛、空痛、昏痛、隐痛等。头痛发作形式可为突然发作,或缓慢起病,或反复发作,时痛时止。疼痛持续的时间可长可短,可数分钟、数小时或数天、数周,甚则长期疼痛不已。

3)外感头痛者多有起居不慎,感受外邪的病史;内伤头痛者常有饮食、劳倦、方式不节、病后体虚等病史。

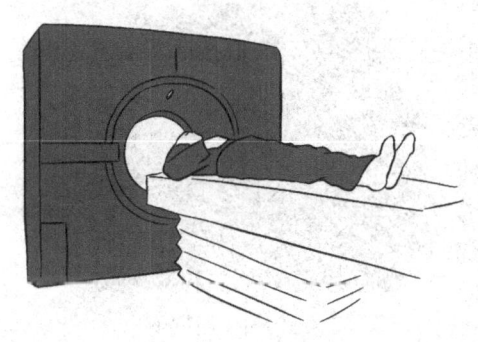

图129 CT检查

(2) 西医诊断

头痛诊断一般依据患者头部疼痛部位即可诊断。在头痛的诊断过程中,应首先辨别是原发性还是继发性。原发性头痛多为良性病程,继发性头痛则为器质性病变所致,任何原发性头痛的诊断都应建立在排除继发性头痛的基础之上。头痛病因复杂,在头痛患者的病史采集中应重点询问其头痛的起病方式、发作频率、发作时间、持续时间、头痛发生的部位、性质、疼痛程度,有无前驱症状,以及有无明确的诱发因素、头痛加重和减轻的因素等。同时,为更好鉴别头痛病因及性质,还应全面了解患者性别与年龄、睡眠和职业状况、既往病史和伴随疾病、外伤史、服药史、中毒史和家族史等一般情况对头痛发病的影响。全面详尽的体格检查,尤其是神经系统和头颅、五官的检查,有助于发现头痛的病变部位。适时恰当的选用神经影像学或腰穿脑脊液等辅助检查,能为颅内器质性病变提供诊断及鉴别诊断的依据(图129)。

13.2 药枕技术在头痛中的应用

13.2.1 技术一

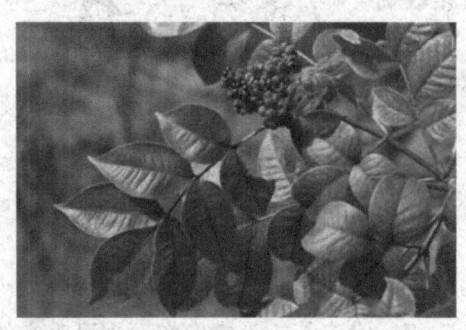

图130 吴茱萸叶

填充药物 将吴茱萸叶（图137）2000g 在锅中蒸热，然后装入枕芯，亦可将吴茱萸用棉布包裹住，做成药枕。令患者睡觉时枕之。枕时对准颈部风池穴、风府穴效果更佳。

治疗原则 疏风散寒，活络止痛。

主治 风寒头痛：头痛不定时发作，牵连项背，怕风、怕冷，无汗，口不渴，每遇到风寒即发作，舌质淡，苔薄白，脉多浮紧。

13.2.2 技术二

填充药物 蔓荆子（图131）100g，甘菊花100g，通草100g，细辛75g，香白芷75g，石菖蒲100g，黑豆150g，川芎75g，白术50g，藁本75g，水牛角5g，羚羊角10g。将除水牛角、羚羊角之外的药物一起烘干，研成粗末，并将水牛角、羚羊角剉成粗末，再将各药混匀，装入枕芯，制成药枕，嘱患者睡觉时侧卧枕上。

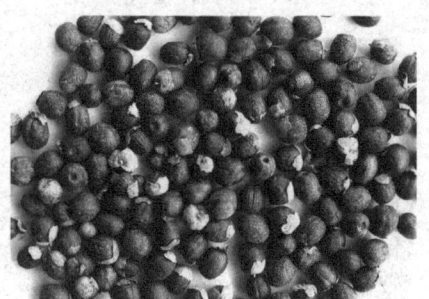

图131 蔓荆子

治疗原则 疏风清热，通络止痛。

主治 风热头痛：头部闷痛，头胀，甚至头痛如破难忍，怕风，发热，面红目赤，咽喉肿痛，口渴喜饮水，小便黄赤，大便干，舌质红，苔薄白，脉浮数，或脉弦数。

13.2.3 技术三

填充药物 羌活（图132）250g，白芷200g，川芎200g，蔓荆子100g，藿香150g，荆芥150g，苍术150g，细辛100g。诸药一起烘干，共同研成粗末，装入枕芯，制成药枕，并嘱咐病人睡觉时枕在项背之下。

治疗原则 祛风胜湿，通络止痛。

主治 风湿头痛：头痛，头昏、头沉重如布包裹，遇阴雨天时诸症加重，胸闷纳呆，肢体沉重，怕风，鼻塞，语音重浊，或者大便稀溏，苔白厚腻，脉沉濡。

13.2.4 技术四

填充药物 威灵仙（图133）、元胡索、辛夷花、郁金各50g、川芎、山楂各100g、丁香15g、栀子30g。粗粉装袋，装入枕芯，制成药枕，令患者睡觉时枕上。

治疗原则 敛肝解郁、理气化痰止痛。

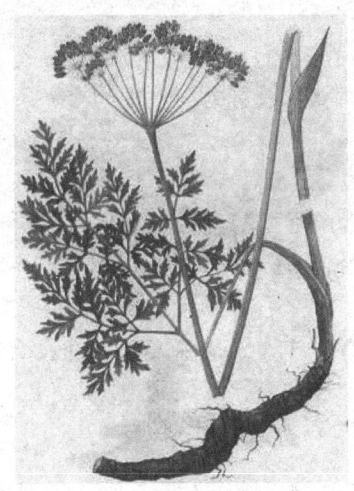

图132 羌活

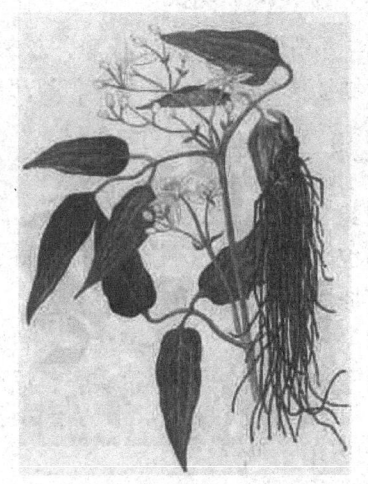

图133 威灵仙

主治 肝郁气滞，痰浊阻窍型头痛：体胖面赤、平素口苦易怒、舌红、苔厚、脉弦滑。

来源 陈振南．威芎散药枕治疗中老年人头痛27例．中医外治杂志，1999，8(4)：13

13.2.5 技术五

填充药物 晚蚕沙（图134）1200g，烘干，粉碎成粗末，装入枕芯，制成药枕，令患者睡觉时枕上。

治疗原则 活血通络止痛。

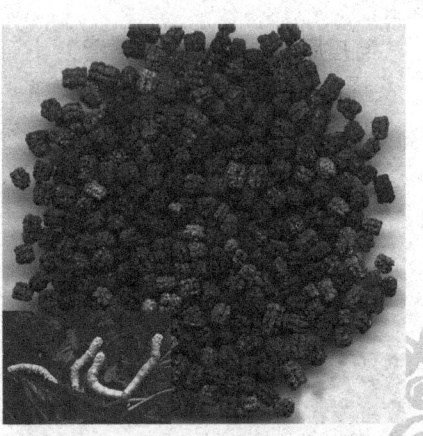

图134 晚蚕沙

主治 瘀血头痛：头痛久治不愈，痛处固定不移，头部胀闷不适或者刺痛如锥刺，每当气候变化时加剧，追问病史可有外伤史，嘴唇及舌色紫暗，舌下系带多有瘀紫怒张，脉弦涩。

13.2.6 技术六

填充药物 杭菊花500g，野菊花500g，辛夷500g，冬桑叶500g，薄荷200g，红花100g，冰片50g。除冰片以外的诸药烘干，共研细末，然后将冰片和匀，用纱布包住装入枕芯，制成药枕。嘱咐病人每天睡觉时枕之，时间不少于6个小时。当患者出现头昏时可减少枕疗时间。

治疗原则 平肝潜阳。

主治 肝阳头痛：头部胀痛，眩晕耳鸣，面赤口苦，心烦，易怒，失眠多梦，或者胁肋部疼痛，大便干燥，苔薄黄，脉弦数有力。

13.2.7 技术七

填充药物 黑豆2000g。将黑大豆蒸熟，使豆变色，烘干研末，再用棉布或者棉纱布包裹起，装入枕芯，制成药枕，令患者睡觉时枕上。

治疗原则 补肾生精。

主治 肾虚头痛：头部空痛，头目眩晕，耳鸣，腰膝酸软，神疲乏力，少寐多梦，男子遗精，女子带下过多，舌质淡，苔少，脉沉虚无力。

13.2.8 技术八

填充药物 将丹参1000g，川芎200g，当归200g，桑椹子200g，一起烘干，研成粗末，然后将冰片10g兑入和匀，装入枕芯，制成药枕，令患者睡觉时枕上。

治疗原则 养血通络，活血止痛。

主治 血虚头痛：头痛，头晕，面色苍白少华，心悸不宁，神疲乏力，嘴唇及指甲色淡，舌质淡舌体小，脉细弱无力。

13.3 按语

头痛的预防

头痛的防治应减少可能引发头痛的一切病因，包括避免头、颈部的软组织损伤及感染，避免接触及摄入刺激性食物，避免情绪波动等，同时还应及时诊断并治疗继发头痛的原发性疾病。镇静药、抗癫痫药以及三环类抗抑郁药物对于预防偏头痛、紧张性头痛等原发性头痛发作有一定效果。

头痛患者应减少巧克力、乳酪、咖啡、酒、茶叶等易诱发疼痛食物（图135）。同时口味饮食应清淡，忌讳辛辣刺激、生冷的食物，头痛发作期应禁食火腿（图136）、干奶酪（图137）、保存过久的野味等食物。

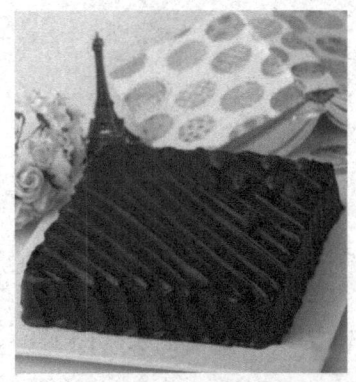

图 135　巧克力

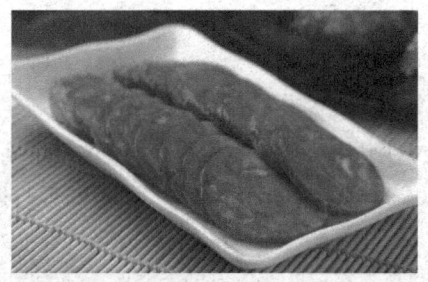

图 136　火腿

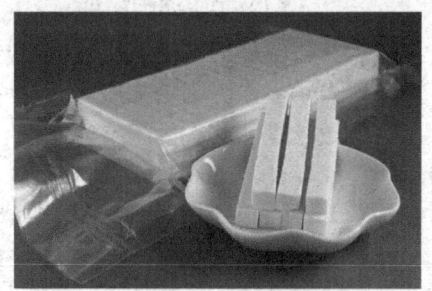

图 137　干奶酪

14 眩晕

14.1 概述

14.1.1 概念

眩是眼花,晕是头晕,两者同时并见,故统称为"眩晕"。轻者闭目即止;重者如坐舟船,旋转不定,不能站立,或者伴有恶心、呕吐、汗出,甚则昏倒等症状(图138)。

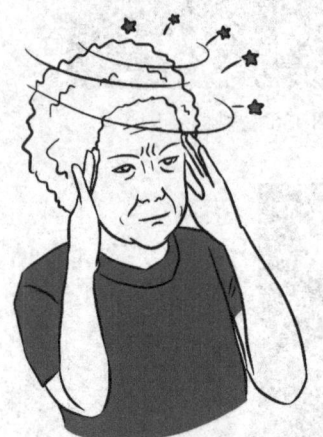

图138 眩晕

14.1.2 病因病机

(1) 中医病因病机

本病的发生属于虚证者居多,如阴虚则易肝风内动,血少则脑失所养,精亏则髓海不足,均易导致眩晕。其次由于痰浊壅遏,或化火上蒙,亦可形成眩晕。

1) 肝阳上亢:素体阳盛,肝阳上亢,发为眩晕,或因长期忧郁恼怒,气郁化火,使肝阴暗耗,风阳升动,上扰清空,发为眩晕。或肾阴素亏,肝失所养,导致肝阴不足,肝阳上亢,发为眩晕。如《临证指南医案·眩晕门》华岫云按:"经云诸风掉眩,皆属于肝,头为诸阳之首,耳目口鼻皆系清空之窍,所患眩晕者,非外来之邪,乃肝胆之风阳上冒耳,甚则有昏厥跌仆之虞。"

2) 气血亏虚:久病不愈,耗伤气血,或失血之后,虚而不复,或脾胃虚弱,不能健运水谷以化生气血,以致气血两虚,气虚则清阳不展,血虚则脑失所养,发生眩晕。如《灵枢·口问》篇所载:"故上气不足,脑为之不满,耳为之苦鸣,头为之苦倾,目为之眩。"

3) 肾精不足:肾为先天之本,藏精生髓,若先天不足,肾阴不充,或老年肾虚,或者久病伤肾,或房劳过度,导致肾精亏损,不能生髓,而脑为髓之海,髓海不足,上下俱虚,则发生眩晕。如《灵枢·海论》篇云:"脑为髓之海","髓海不足,则脑转耳鸣,胫酸眩冒,目无所见,懈怠安卧。"

4) 痰湿中阻:嗜酒肥甘,饥饱劳倦,伤于脾胃,健运失常,导致水谷不能化生精微物质，聚湿生痰，痰湿中阻，则清阳不升，浊阴不降，引起眩晕。如《丹溪心法·头眩》说："头眩，痰挟气虚并火，治痰为主，挟补气药及降火药。无痰则不作眩，痰因火动，又有湿痰者，有火痰者。"

上述病因彼此相互影响而发病，且可相互转化。如痰湿中阻，初起多为湿痰偏盛，日久可痰郁化火，形成痰火为患；又如肾精亏虚本属阴虚，若因阴损及阳，可转化为阴阳俱虚之证。

（2）西医病因病机

1）病因：引起眩晕的疾病种类很多，据统计大约有上百种病可以引起眩晕，不同的疾病的原因也是不一样的。按照病变部位的不同，大致可以分为周围性眩晕和中枢性眩晕两大类。中枢性眩晕是由脑组织、脑神经疾病引起，比如听神经瘤、脑血管病变等，约占眩晕病人总数的30%。周围性眩晕约占70%，多数周围性眩晕与耳朵疾病有关。周围性眩晕发作时多伴有耳蜗症状（听力的改变、耳鸣）和出冷汗、恶心、呕吐等自主神经系统症状。部分疾病可反复发作性眩晕，可自行缓解（图139）。

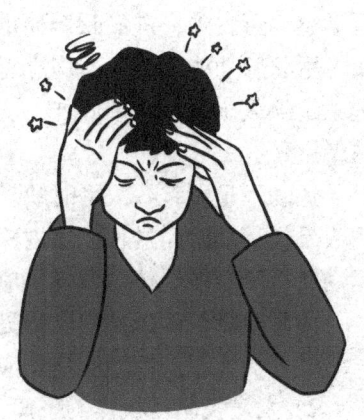

图139 眩晕表现

原发性高血压：高血压所致的眩晕大多数是由于情绪变化、精神紧张或受精神刺激等因素的影响，使血压产生波动而引起的。也有的是滥用降压药，致使血压突然大幅下降，发生眩晕（图140）。

低血压症：低血压眩晕也是非常多见的，特别是年轻人，并且容易反复发作。姿势性低血压眩晕则多见于中老年人，一般可在起立或起床时突然眩晕，旋即消失，再做同样动作时又觉眩晕。

动脉硬化症：动脉硬化造成脑血栓附着可诱发脑缺血发作。这种脑缺血如果来自颈内动脉，就可出现浮动性眩晕和眼前发黑。

脑瘤：发生在中枢前庭系的小脑、脑干易发生旋转性眩晕。脑瘤引起的眩晕一方面是由于颅内压增高，另一方面则是由于脑瘤的压迫而致血循环障碍，使得前庭神经核区及其通路直接或间接受损而造成眩晕。

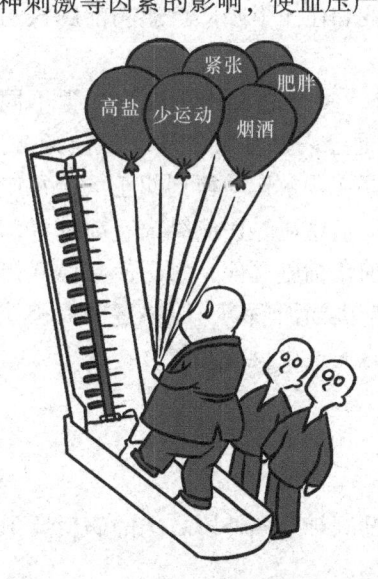

图140 高血压致眩晕

脑血栓：一般轻度的脑血栓可引起眩晕。这是因为动脉硬化造成动脉管腔内膜病变出现狭窄后，其远端部分仍可通过自动调节，导致血管阻力减低，并建立侧支循环而维持"正常"的血流量，暂时不使脑血栓形成。但是患者仍可出现头晕或眩晕，一侧肢体麻木或无力等症状。

贫血：容易引起脑缺氧而出现眩晕，恶性贫血眩晕尤为明显，患者可因中枢神经系统缺氧，导致神经系统的器质性变化。因此，患者的运动或位置感及下肢震动感均可丧失，进而眩晕加重。

甲状腺功能减退：本病患者血压一般较低、心排血量减少、血流迟缓而致前庭系统缺氧出现眩晕。此外，新陈代谢较低，血中乳酸聚集波及内耳，也可引起眩晕。

运动不足：有些人平时缺乏锻炼、心肺功能较弱，如果突然剧烈运动，可出现头晕。运动时间过长，体内营养物质耗损过多，导致血糖浓度降低，或者剧烈运动时，呼吸加快体内氧气供应不足也易产生眩晕。

内耳疾病：耳源性眩晕常见者有梅尼埃综合征、迷路炎、前庭神经炎等。

某些药物服药期的不良反应。

2）发病机制：机体的平衡及定向功能是视觉、本体觉和前庭系统（平衡三联）三者共同完成的。各种外界刺激通过平衡三联传入皮质下中枢、前庭神经核、红核、小脑及颞叶皮质，不断反射性调节机体的平衡。

平衡三联平衡、调节中枢。传导径路及中继核的功能障碍均可导致眩晕。由于前庭核血供不畅且极易障碍，微小的血管腔改变和血压下降即可影响前庭核的功能，因此，眩晕多系前庭核功能障碍的结果。

前庭系统功能障碍时，前庭感觉与来自肌肉、关节的本体觉以及视觉不同步，产生运动错觉，即眩晕。前庭核的异常信息通过内侧纵束激动动眼神经核，即产生眼球震颤，而且其他核团的反馈性调节不断使异常运动得到纠正。于是产生一快一慢有节律的眼球运动；前庭诸核的不平衡信息通过内侧纵束、前庭脊髓束及前庭-小脑-红核-脊髓通路，反馈性调节脊髓前角细胞功能，力图使身体保持平衡，但由于信号是错误的，躯体反而因平衡调节失当而倾倒，肢体运动失衡使指物偏向；血管运动中枢迷走神经核因强烈的异常而产生反馈调节。

14.1.3 临床表现

(1) 周围性眩晕

周围性眩晕也称耳性眩晕，是指内耳前庭至前庭神经颅外段之间的病变所引起的眩晕。症状重，病情轻。

1）梅尼埃病：以发作性眩晕伴耳鸣、听力减退及眼球震颤为主要特点，严重时可伴有恶心、呕吐、出汗和面色苍白，发作多短暂，很少超过2周。具有复发性特点。

2）迷路炎：多由中耳炎并发，症状同梅尼埃病，检查发现鼓膜穿孔，有助于诊断。

3）内耳药物中毒：常由链霉素、庆大霉素及其同类药物中毒性损害所致。多为渐进性眩晕伴耳鸣、听力减退，常先有口周及四肢发麻等。水杨酸制剂、奎宁、某些镇静安眠药（氯丙嗪、哌替啶等）亦可引起眩晕。

4）前庭神经元炎：多在发热或上呼吸道感染后突然出现眩晕，伴恶心、呕吐，一般无耳鸣及听力减退。持续时间较长，可达6周，痊愈后很少复发。

5）位置性眩晕：病人头部处在一定位置时出现眩晕和眼球震颤，多数不伴听力减退及耳鸣。可见于迷路和中枢病变。

6）晕动病：见于晕船、晕车等，常伴面色苍白、出冷汗、恶心、呕吐等（图141）。

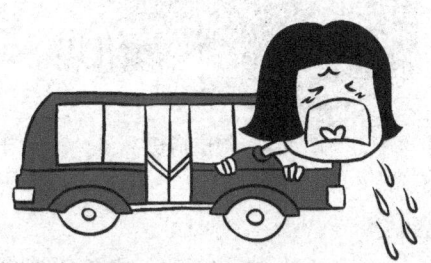

图141 晕动病

（2）中枢性眩晕

中枢性眩晕也称脑性眩晕，指前庭神经颅内段、前庭神经核及其纤维联系、小脑、大脑等的病变所引起的眩晕。症状轻，病情重。

1）颅内血管性疾病：椎-基底动脉供血不足、锁骨下动脉盗血综合征、脑动脉粥样硬化、延髓外侧综合征、高血压脑病和小脑出血等。

2）颅内占位性病变：听神经纤维瘤、小脑肿瘤、第四脑室肿瘤和其他部位肿瘤等。

3）颅内感染性疾病：颅后凹蛛网膜炎、小脑脓肿。

4）颅内脱髓鞘疾病及变性疾病：多发性硬化、延髓空洞症。

5）癫痫。

以上疾病可有不同程度眩晕和原发病的其他表现。

（3）其他原因的眩晕

1）心血管疾病：低血压、高血压、阵发性心动过速、房室传导阻滞等。

2）血液病：各种原因所致贫血、出血等。

3）中毒性：急性发热性疾病、尿毒症、严重肝病、糖尿病等。

4）眼源性：眼肌麻痹，屈光不正。

5）头部或颈椎损伤后（图142）。

6）神经症。

7）椎动脉型颈椎病。

14.1.4　临床诊断

（1）中医诊断

1）头晕目眩，事物旋转，轻者闭目即止，重者如坐车船，甚则仆倒。

2）严重者可伴有头痛、项强、恶心呕吐、眼球震颤、耳鸣耳聋、汗出、面色苍白等表现。

3）多有情志不遂、年高体虚、饮食不节、跌仆损伤等病史。

（2）西医诊断

根据病史分析及检查结果的定位诊断。

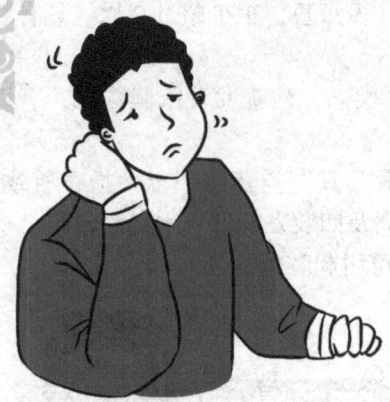

图142　颈椎损伤

1）前庭末梢性眩晕：感受信息障碍。

症状：发作性运动错觉性眩晕，头部活动时加剧，通常在48小时后逐渐减轻，其后主要为平衡障碍，有耳蜗症状、恶心、呕吐、焦虑。

体征：眼震，共济失调，偏点试验阳性，偏倒。

听力学：一侧听力损失（图143）。

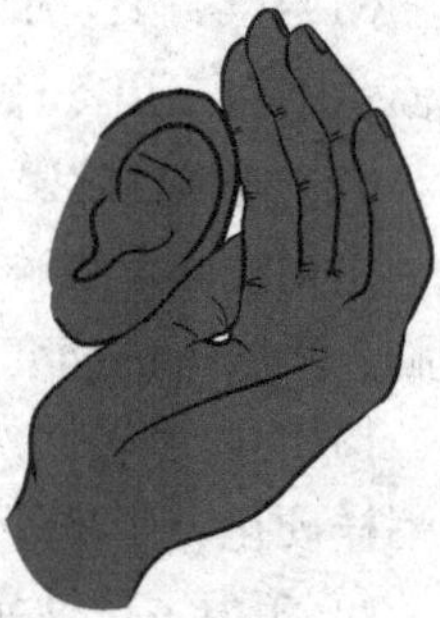

眼震电图：半规管功能减退，固视抑制。

2）脑干、小脑病变性眩晕：可有椎-基底动脉短暂缺血性眩晕，多发性硬化、肿瘤、基底动脉偏头痛等疾患。

症状：强烈的急性运动错觉性眩晕，恶心，呕吐，严重共济失调，复视，面部无力，麻木，感觉异常，蹒跚，偏倒，咽下困难，意识丧失。

图143　一侧听力损失

体征：核内眼肌麻痹，共济失调征，听力损失，吞咽障碍及构语障碍，感觉缺失，肢体无力或麻痹。

听力学：蜗后性听力损失征象。

眼震电图：水平或垂直性眼震，固视诱发眼震，扫视障碍，平滑跟踪障碍，优势偏侧，麻痹，强烈位置性眼震。

3）丘脑、皮质功能障碍性眩晕：知觉障碍，如脑震荡后遗症、药物的作用、焦虑、心理障碍、过度换气综合征、前庭性癫痫等。

症状：头晕、头昏、晕厥、耳鸣、记忆力减退、平衡失调、疲劳、焦虑、情绪不稳定、抑郁、认识障碍等。

体征：检查常无异常发现，症状多于体征，轻度不稳，未能避免倾倒，立行不能，不伴有恶心之呕吐。

听力学：正常。

眼震电图：正常。

对有眩晕症状的病人，应详细了解病史和做全面的体格检查，必要时应做听力检查、前庭功能检查、眼底检查，并适当选做脑脊液检查、头颅或颈椎 X 线摄影、心电图、脑电图及颅脑 CT 扫描、脑血流图检查等以查出病因。

血压不稳可能是导致眩晕的原因之一，无论是高血压还是低血压，都会导致血管供血障碍，从而使得老年人经常眩晕。

心脏供血不足、心委失常、心肌缺血等心脏疾病都会导致眩晕、胸闷等症状，尤其是老年人比较常见。

如果脑部供养不足也会眩晕眼花，胸闷气短，这都与肺部功能是否正常有直接关系，如果患有哮喘等气管病者，眩晕尤为明显。

如果脑部出现病变，最直接的感受就是眩晕头痛，所以老年人在体检时要重点做脑部检查，还有颈动脉检查也不能漏掉。

眼睛健康出现问题也会有眩晕现象，如眼动脉硬化、眼睛出血等。

14.2 药枕技术在眩晕中的应用

14.2.1 技术一

填充药物 决明子 1000g，菊花 1000g。上两种药烘干，粉碎成粗末，混合均匀后用纱布包裹起来，缝住边缝，制成薄型的枕芯，置于普通枕头的上面使用。谨防菊花粉碎过细（图 144）。

治疗原则 平肝潜阳，滋补肝肾。

主治 肝阳上亢型眩晕：眩晕，耳鸣，头目胀痛，口苦，失眠多梦，遇烦劳郁怒加重，甚则仆倒，颜面潮红，急躁易怒，芝麻震颤，舌质红，苔黄，脉弦或数。

来源 《本草纲目》。

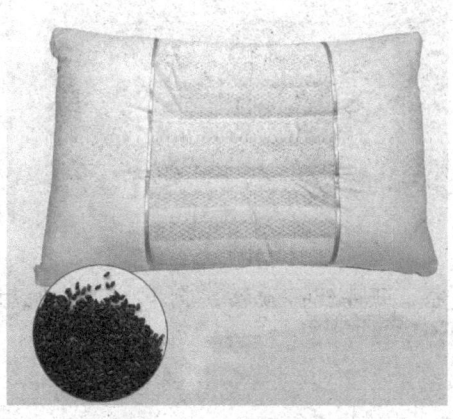

图 144　决明子保健枕

14.2.2 技术二

填充药物 当归1200g,甘松500g,黄芪1000g,白术500g,茯苓500g,熟地黄500g,葛根100g。将上药烘干,粉碎成粗末,混合均匀后用纱布包裹起来,缝住边缝,制成薄型的枕芯,置于普通枕头的上面使用。

治疗原则 补气养血。

主治 气血亏虚型眩晕:眩晕动则加重,面色㿠白,神疲乏力,倦怠懒言,唇甲不华,发色不泽,心悸少寐,纳少腹胀,舌质淡,苔薄白,脉细弱。

14.2.3 技术三

填充药物 桑椹子1000g,黑豆1000g,干地黄500g,巴戟天500g,丹皮200g,藿香100g。将上药分别烘干,粉碎成粗末,混合均匀后用纱布包裹起来,缝住边缝,制成薄型的枕芯,置于普通枕头的上面使用。

治疗原则 清补肾填精。

主治 肾精不足型眩晕:眩晕日久不愈,精神委靡,腰酸膝软,少寐多梦,健忘,两目干涩,视力减退;或遗精滑泄,耳鸣齿摇;或颧红咽干,五心烦热,舌质红,苔少,脉细数;或面色㿠白,形寒肢冷,舌质淡嫩,苔白,脉弱尺甚。

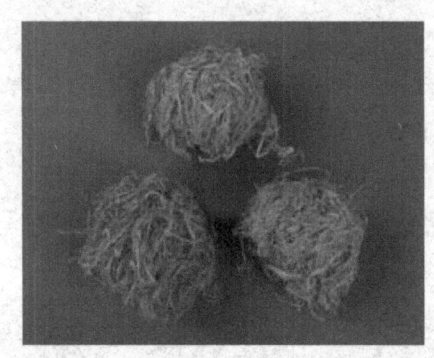

图145 竹茹

14.2.4 技术四

填充药物 明矾2000g,竹茹(图145)300g,豨莶草200g,旋覆花100g,首先将明矾打碎,豨莶草烘干,研成粗末,旋覆花烘干后搓碎,以上三药混匀后,与竹茹一起装入枕芯,制成药枕。

治疗原则 化痰祛湿,健脾和胃降逆。

主治 痰浊中阻型眩晕:眩晕,头重昏蒙,或伴视物旋转,胸闷恶心,呕吐痰涎,食少多寐,舌质淡苔白腻,脉濡滑。

14.3 按语

14.3.1 疾病预防

1)眩晕者应保持安静,心情愉快,保证充足的睡眠和休息,避免用脑过度,精神紧张等。饮食宜清淡,适当参加体育锻炼;医生应多做解释工作,以消除患者紧张情绪及顾虑。

2) 眩晕由颈椎病引起者,睡眠时要选用合适枕头,避免长期低头工作,要注意保暖。

3) 眩晕由高血压、动脉硬化引起者,要经常测量血压,保持血压稳定,控制饮食及血脂,饮食宜清淡,情绪要稳定(图146)。

4) 眩晕由贫血引起者应适当增加营养,可应用食物疗法及辅助药物治疗。

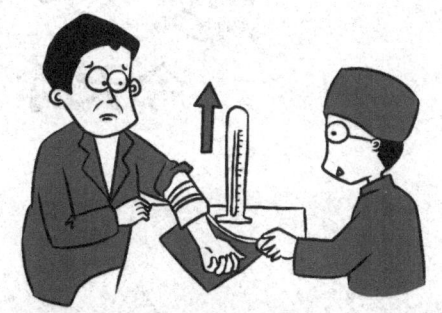

图146　常测血压

5) 发作时应卧床休息,室内宜安静,空气要通畅,光线尽量暗些。避免刺激性食物及烟酒,饮食宜少盐。

6) 发作间歇期不宜单独外出,以防事故。

14.3.2　眩晕的日常调养

(1) 要进行饮食调养

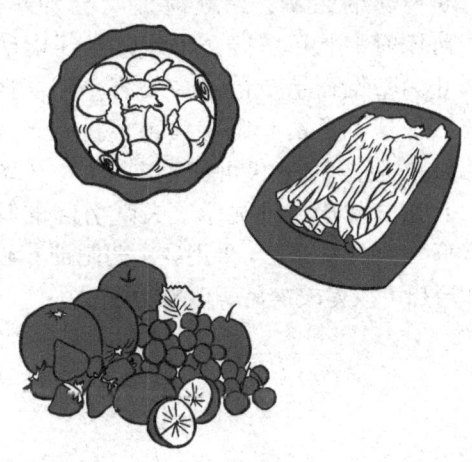

图147　清淡饮食

眩晕症病人的饮食应以富有营养和新鲜清淡为原则(图147)。要多食蛋类、瘦肉、青菜及水果。忌食肥甘辛辣之物,如肥肉、油炸物、酒类、辣椒等。营养丰厚的食物,可补充身体之虚,使气血旺盛,脑髓充实。对因贫血、白细胞减少症或慢性消耗性疾病所引起的眩晕,尤应以营养调理为主。肥甘辛辣之品,能生痰助火,会使眩晕加重。因此,高血压的病人应当慎用肥甘辛辣之物。眩晕的急性发作期应适当控制水和盐的摄入量。现代医学认为,这样可减轻内耳迷路和前庭神经神经核的水肿,从而使眩晕症状缓解或减轻发作。

(2) 要进行精神调养

眩晕病人的精神调养也是不容忽视的。忧、郁、恼、怒等精神刺激可致肝阳上亢或肝风内动,而诱发眩晕。因此,眩晕病人应胸怀宽广,精神乐观,心情舒畅,情绪稳定,这对预防眩晕症发作和减轻发作次数十分重要(图148)。

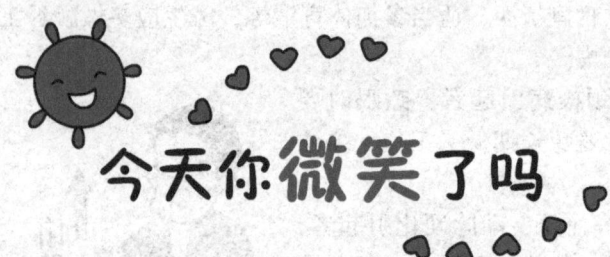

图 148　保持心情舒畅

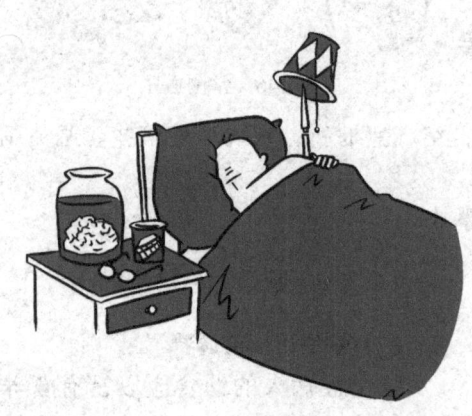

图 149　充足的睡眠

(3) 要注意休息起居

过度疲劳或睡眠不足为眩晕症的诱发因素之一。不论眩晕发作时或发作后都应注意休息。在眩晕症急性发作期应卧床休息。如椎底动脉供血不足引起的眩晕，站立时症状会加重，卧床时症状可减轻。卧床休息还能防止因晕倒而造成的身体伤害。眩晕病人保证充足的睡眠甚为重要。在充足睡眠后，其症状可减轻或消失（图149）。临床统计显示，失眠引起的眩晕患者比率约为65%，对于该类型的患者群体，在医学上，采用纯中药制剂养心益脑宁神剂、西药谷维素进行中西医结合治疗可取得较为显著理想的疗效。

15 阳痿

15.1 概述

15.1.1 概念

阳痿是指成年男子在性生活时，阴茎不能勃起或勃起不坚或坚而不久，不能完成正常性生活，或阴茎根本无法插入阴道进行性交，以致不能圆满完成性交或无法进行性交的男性性功能障碍（图150）。阳痿又称"阳事不举"等，是最常见的男子性功能障碍性疾病。倘若平时一贯正常，偶尔1～2次性交失败，不能认为是阳痿，可能是一时性疲劳、重病之后焦虑等因素所致，原因消除后阳痿便不再发生。只有在性交失败率超过25%时才能诊断为阳痿，据国外有关资料统计，阳痿约占全部男性性功能障碍的37%～42%。国内有关调查表明，在成年男性中约有10%的人发生阳痿，并且阳痿的发生率随年龄的增长而上升。男性在50岁以后，不少人会阳痿，到了65～70岁时阳痿的发生进入高峰。

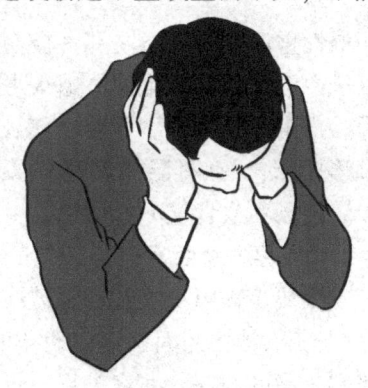

图150 阳痿

15.1.2 病因病机

(1) 中医病因病机

1) 命门火衰：多由房室太过，或者少年误犯手淫，以致精气虚寒，阴寒内生，命门火衰，出现阴茎痿而不举，伴畏寒肢冷、腰膝酸软等症。《景岳全书·命门余义》曰："命门为元之根，水火之宅，五脏之阴气非此不能滋，五脏之阳气非此不能发。"

2) 心脾受损：思虑忧郁，损伤心脾，则病及阳明冲脉。并且脾胃为水谷之海，生化之源，脾胃虚必然导致气血不足、宗筋失养，而导致阳痿。正如《景岳全书·阳痿》所说："凡思虑焦劳忧郁太过者，多致阳痿。盖阳明总宗筋之会……若以忧思太过，抑损心脾，则病及阳明冲脉……气血亏而阳道斯不振矣。"

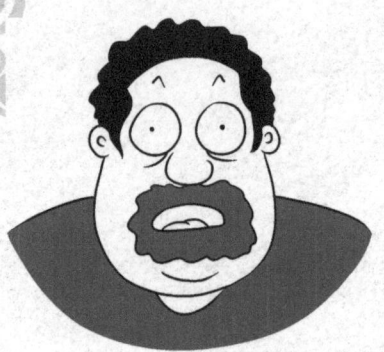

图151 恐惧伤肾

3）恐惧伤肾：肝脏与精神情志有关，与胆互为表里。胆虚者既可情志抑郁，又易于惊恐而伤肾（图151）。如果平时体质较弱，或者房事之时因受惊恐而导致阳痿，过后患者追忆发生惊恐时候的情景，每次房事时候则易发生疑虑，阳痿不举，并且追问患者，平时可有一听见响动就惊恐，一听见异响就心悸的病史。《景岳全书·阳痿》有："忽有惊恐，则阳道立痿。"

4）湿热下注：肝经绕阴器，抵小腹；然而湿性重浊，为有形之邪，极易侵犯人体的下部。如情志不遂，肝气郁结，那么肝经津液不化反为湿浊，蕴久可化热；或因过食肥甘，酿湿生热；或感受湿热之邪，内阻中焦，郁蒸肝胆，伤及宗筋，致使宗筋弛纵而引起阳痿。《景岳全书·阳痿》云："亦有湿热炽盛，以致宗筋弛纵而成痿弱者，譬以暑热之极则诸物绵萎，经云壮火食气亦此谓也。"

(2) 西医病因病机

阳痿多数属功能性，少数属器质性，其常见的原因有以下几方面。

1）精神神经因素：如幼年时期性心理受到创伤，或新婚缺乏性知识，有紧张和焦虑的心理，家庭关系不融洽，或夫妻感情不和；或不良习惯，如自慰时用力过度，因此而使阴茎的敏感度降低，思想负担过重，精神紧张等，导致阳痿；脑力或体力过度，或不良精神刺激，如过度悲伤、抑郁、恐惧等，或恣情纵欲，性生活过度等均可引起大脑皮质功能紊乱而出现阳痿。

2）神经系统病变：下丘脑-垂体肿瘤或其他部位肿瘤，大脑局部性损害，如局限性癫痫、脑出血压迫、脑炎等，脊髓肿瘤、脊髓损伤、慢性酒精中毒、多发性硬化症、盆腔手术损伤周围自主神经等可发生阳痿。

3）内分泌病变：如糖尿病、垂体功能不全、睾丸损伤或功能低下、甲状腺功能亢进及减退、肾上腺功能不足等均可导致阳痿。

4）泌尿生殖器官病变：如前列腺炎、前列腺增生、附睾炎、精索静脉曲张等常可导致阳痿，部分中老年患者就是由于前列腺炎和前列腺增生而引起阳痿。

5）药物影响：临床上很多药物对性功能有抑制作用，如胍乙啶、利舍平、地西泮、胃复安、地高辛、呋塞米等均可引起阳痿。

6）慢性疲劳：疲劳之所以能引起阳痿，是因为人体肌肉过度疲劳或因过度用脑、忧郁不安、紧张等所致的心因性疲劳，干扰性欲的唤起，其中包括大脑功能降低抑制了性兴趣，皮质边缘系统情感中枢兴奋性降低，以及垂体的促性腺激素和睾丸的雄激素分泌减少而降低性兴奋（图152）。

阳痿的病因复杂，病理机制的研究正处在逐步完善之中，其确切的发病机制目前尚不十分清楚，根据阳痿发生的原因，可分为心理性、器质性和医源性三大类。

1）心理性（心因性、精神性）：据有关资料显示，心理性阳痿约占阳痿总数的85%～90%，是最常见的性功能障碍性疾病。经专科检查，病人并没有引起性功能障碍的器质性疾病，而性交时阴茎却不能勃起，但在一些非性活动情况下，如梦中或看一些有性刺

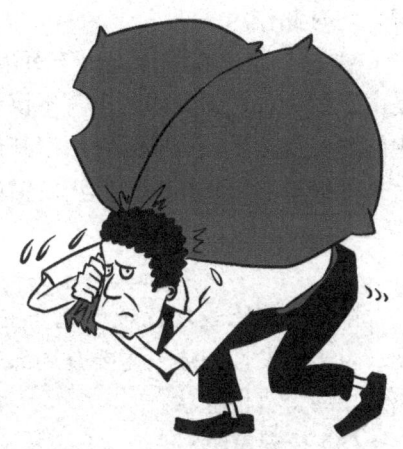

图152　慢性疲劳

激的书刊、电影以及膀胱尿液充满或自慰时阴茎却能勃起。心理性阳痿的机制可能是由于多种精神心理因素干扰了大脑性中枢，致使大脑性神经中枢得不到足够的兴奋。

2）器质性：器质性阳痿虽然仅仅约占阳痿总数的10%～15%，但其病因较多，病理复杂，包括先天异常、疾病、药物影响、医源性等几方面。

泌尿生殖器畸形：先天性阴茎弯曲，小阴茎，双阴茎，阴茎阴囊移位，膀胱后翻，尿道裂，先天性睾丸缺失或发育不良，阴茎海绵体纤维瘢痕形成，精索静脉曲张等可因畸形、弯曲、海绵体功能障碍等而不能勃起。

泌尿生殖器疾病：泌尿生殖器慢性炎症继发阳痿者较为常见，如睾丸炎、附睾炎、膀胱炎、尿道炎、前列腺炎等，其中又以慢性前列腺炎出现阳痿者最为多见，泌尿生殖系统手术及某些损伤等，例如前列腺增生、前列腺切除术及尿道断裂、阴茎损伤、睾丸损伤等均可引起阳痿，慢性肾衰竭病人因睾丸萎缩及睾酮下降，常发生阳痿。

内分泌疾病：阳痿因内分泌疾病引起者很多，临床上主要见于糖尿病，下丘脑-垂体异常及原发性性腺功能不全。据国外相关资料报道，有23%～60%的男性糖尿病患者继发不同程度的阳痿，其发生机制主要与阴茎海绵体上的自主神经纤维病变、内分泌异常、阴茎血管狭窄及精神因素等有关。

神经精神疾病：脑瘫、中风后遗症、截瘫、颅脑损伤、重症肌无力、晚期梅毒、脊髓损伤、多发性硬化症、腰椎间盘突出症、慢性酒精中毒等均可导致阳痿、抑郁症、智力不全、精神分裂症、神经官能症、癫痫等也可发生阳痿。

心血管疾病和药物影响也可导致阳痿的发生，如抗高血压药甲基多巴、利舍平、甲氰咪呱、酚噻嗪、胃复安、三环类抗抑郁药及激素制剂（雌激素、黄体

酮）均有此作用。

3）医源性：在临床上由于医生的原因而导致患者阳痿也时有发生，这可能是由于医生对勃起障碍者出言不慎或解释过于详细，也可能是病人错误理解了医生的解释及指导，有的是在治疗其他疾病的过程中发生阳痿。此外，有些病人对有关书报杂志所介绍的性知识的错误理解及受到某些的误导也可引起阳痿。

15.1.3 临床表现

阳痿的临床表现比较单纯，主要包括两方面，一是局部表现，二是全身表现。对于原发性阳痿，主要是局部表现，个别由于病程日久，精神负担太重，而出现一些全身性症状。

(1) 局部表现

阳痿的基本临床表现主要有三种情况，即阴茎不能勃起、勃起不坚和勃起时间短。不能勃起指的是性生活时，阴茎完全不能勃起；勃而不坚是指同房时，阴茎虽然能勃起，但是硬度不够，难以进入阴道；持续时间短是指阴茎能够勃起，但持续时间太短，阴茎刚刚进入阴道后随即疲软，有的甚至每当与女方接触时即痿软无力；还有一部分患者性欲减退。

(2) 全身表现

阳痿虽然频繁发生，但于清晨或自慰时阴茎可以勃起并可维持一段时间，多是由心理因素引起。日久可发生全身疲惫、精神不振、工作效率下降、腰膝酸软等不适感。对于继发性阳痿患者随原发病的不同而兼有原发疾病各种不同的临床表现。

15.1.4 临床诊断

(1) 中医诊断

1）成年男子性交时，阴茎痿而不举，或举而不坚，或坚而不久，无法进行正常性生活。但除外阴茎发育不良引起的性交不能。

2）常有神疲乏力、腰膝酸软、畏寒肢冷、夜寐不安、精神苦闷、胆怯多疑、或小便不畅、滴沥不尽等症。

3）本病常有房劳过度、手淫频繁、久病体弱，或有消渴、惊悸、郁证等病史。

(2) 西医诊断

1）已婚男子阴茎不能勃起或勃而不坚，致使不能行房事，此为本病的主要临床表现。

2）阳痿有原发性和继发性两种，又有器质性和功能性之分，原发性阳痿表现为阴茎从未能进入阴道进行性交,继发性阳痿则有过性交,但后发生障碍。器质性阳痿表现为阴茎任何时候都不能动起,既不能在性兴奋时勃起(如睡梦中和膀胱充盈时),亦无自发性勃起;功能性阳痿则有自发的勃起,但临房事时勃起又失败。

3) 本病绝大多数由精神心理因素所致。因此,临床上可见患者都不同程度地处于抑郁、焦虑、紧张、恐惧和苦恼等精神状态中。

4) 在本病的患者之中,有部分是由于缺乏正常的性知识,因此有必要询问病人有关其房事等问题,以弄清病因。

5) 排除功能性的阳痿,应结合其他体征,追踪原发病。如因糖尿病继发者,应做血、尿糖试验检查。

15.2 药枕技术在阳痿中的应用

15.2.1 技术一

填充药物 人参叶500g,仙灵脾500g,硫黄200g,附子500g,五加皮400g,当归500g,蜈蚣20条,巴戟天(图153)500g。将上药分别晒干,共研细末,装入枕芯,做成药枕,使病人随时枕于头项之下。

治疗原则 温肾壮阳。

主治 命门火衰之阳痿:阳事不举,或举而不坚,精薄清冷,神疲倦怠,畏寒肢冷,面㿠色白,头晕耳鸣,腰膝酸软,夜尿清长,舌质淡,苔薄白,脉沉细。

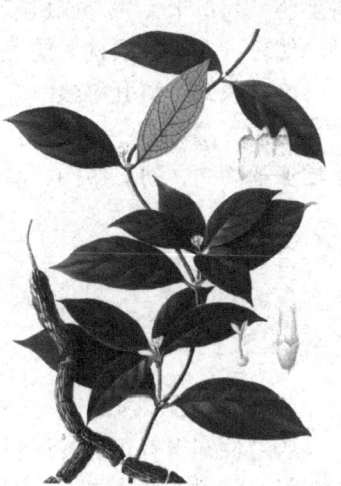

图153 巴戟天

15.2.2 技术二

填充药物 丹参1000g,川芎200g,当归200g,桑椹子200g,冰片10g。上药除冰片外,一起烘干,研成粗末,兑入冰片,混合均匀后用纱布包裹起来,缝住边缝,制成薄型的枕芯,置于普通枕头的上面使用。

治疗原则 补益心脾。

主治 心脾亏虚之阳痿:阳痿不举,心悸,失眠多梦,神疲乏力,面色萎黄,食少纳呆,腹胀便溏,舌质淡,苔薄白,脉细弱。

15.2.3 技术三

填充药物 黄连（图154）500g，肉桂300g，丹皮500g，生地300g，磁石500g，细辛150g，龙骨500g。将上药一起烘干，粉碎成粗末，混合均匀后用纱布包裹起来，缝住边缝，制成薄型的枕芯，置于普通枕头的上面使用。

治疗原则 益肾宁神。

主治 恐伤肾导致的阳痿：阳痿不振，心悸易惊，胆怯多疑，夜多噩梦，常有被惊吓史，舌苔薄白，脉弦细。

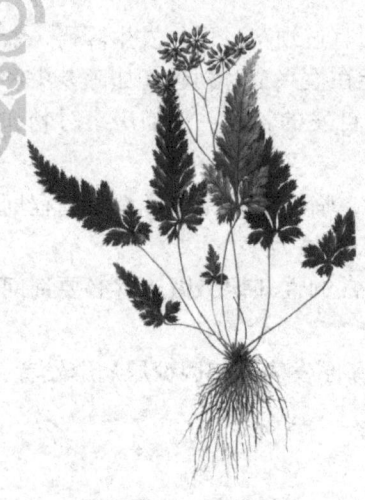

图154 黄连

15.2.4 技术四

填充药物 绿豆衣、荷叶、龙胆草、桑叶、菊花、地骨皮、草决明各150g。将上药一起烘干，粉碎成粗末，混合均匀后用纱布包裹起来，缝住边缝，制成薄型的枕芯，置于普通枕头的上面使用。

治疗原则 清利湿热。

主治 湿热下注之阳痿：阴茎痿软，阴囊潮湿，瘙痒腥臭，睾丸坠胀作痛，小便赤涩灼痛，胁胀腹闷，肢体困倦，泛恶口苦，舌质红，苔黄腻，脉滑数。

15.3 按语

15.3.1 阳痿的预防

(1) 消除心理因素

要对性知识有正确的认识，充分认识精神因素对性功能的影响，要正确对待"性欲"，不能看作是见不得人的事而厌恶和恐惧；更不能因为一两次性交失败而沮丧担忧，缺乏信心；夫妻双方要增加彼此之间的感情交流，消除不和谐因素，默契配合，女方应关怀、爱抚、鼓励丈夫，尽量避免不满情绪流露，避免给丈夫造成精神压力；性交时双方思想要集中；特别是在达到性快感高峰，即将射精时，更要思想集中。

(2) 节房事

长期沉浸于色情、房事过度、自慰用力过度导致精神疲乏，是导致阳痿的原因之一。实践证明，此时夫妻分床，停止性生活一段时间，避免各种类型的性刺激，让中枢神经和性器官得到充分休息，是防治阳痿的有效措施。

(3) 饮食调养

1) 多吃壮阳食物：壮阳食物主要有狗肉、羊肉（图155）、麻雀、牛鞭、羊肾、核桃等；动物内脏因为含有大量的性激素和肾上腺皮质激素，能增强精子活力，提高性欲，也属壮阳之品；此外含锌食物如牡蛎、牛肉、鸡肝、蛋、花生米、猪肉、鸡肉等，含精氨酸食物如山药、银杏、冻豆腐、鳝鱼、海参、墨鱼、章鱼等，都有助于提高性功能。

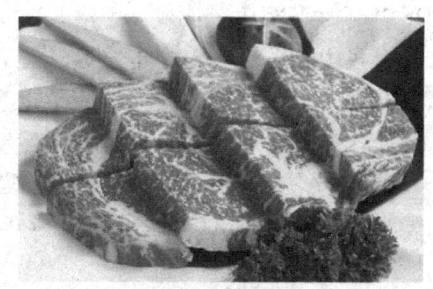

图155 羊肉

2) 不必忌口：民间流传的一些说法，如吃丝瓜会得阳痿等，是没有科学根据的，预防阳痿、早泄不必忌口，避免处处设防，增加心理负担，同时也避免营养缺乏，身体虚弱。

(4) 提高身体素质

身体虚弱、过度疲劳、睡眠不足、紧张持久的脑力劳动等，都是发病因素，应当积极从事体育锻炼，增强体质，并且注意休息，防止过劳，调整中枢神经系统的功能失衡。

(5) 谨慎用药

15.3.2 多做运动可以预防阳痿

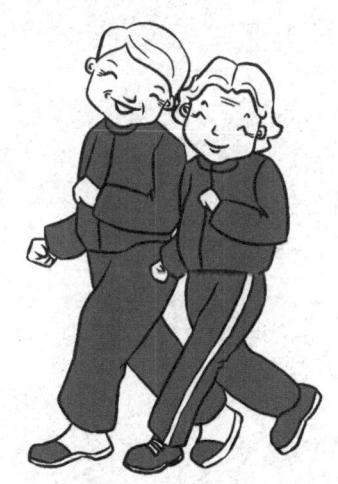

图156 多做运动

运动的好处多多（图156），除了能让人拥有好身材外，对改善心血管功能帮助也很大。对于男士而言，运动更有一项妙不可言的好处：可以增强性能力。研究显示，一个每天通过运动至少消耗掉2000卡热能的男人，患阳痿的概率比那些不运动的男性要低许多。本次研究选取了近600位男性为研究对象，耗时9年。这600位研究对象起初均无性功能障碍，然后戈登斯坦博士追踪这些人的生活形态，并把焦点放在一些传统上被认为与阳痿有关的因素上，如酗酒、吸烟、不运动及体重过重等，结果发现有运动习惯的男性患阳痿的概率较低。

运动可以避免心血管疾病及阳痿的发生，其实是基于同样的原理——和是否有足够的血液流向需要的器官有关，而运动可使血管保持畅通。事实上，阳痿可以视为是心血管疾病早期的警讯，因为当体内血液流通不畅时，阴茎勃起状态上的反应更为明显。

很多中年男性步入中年之后,工作与家庭均很稳定,最易沉溺于安逸之中,渐渐就丧失了对运动的兴趣;或是以为只有那些出现了头痛脑热、腰酸腿疼等毛病的人才需要运动,却不知是否常运动与性能力的强弱有紧密关联。

有助于"壮阳"的运动的类型很多,譬如游泳、健身、打球、散步等都不错,唯一"有错"的运动是骑自行车——它反而会增加患阳痿的概率(图157和图158)。

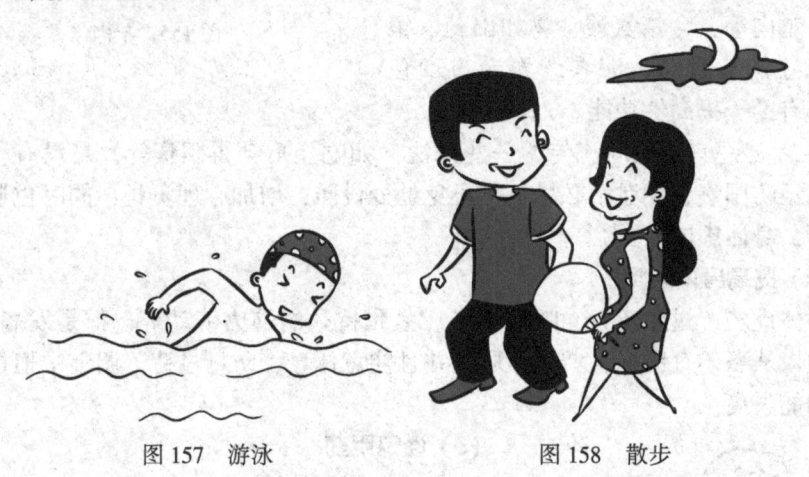

图157 游泳　　　　　　　图158 散步

16 遗精

16.1 概述

16.1.1 概念

遗精是指不因性生活而精液遗泄的病证，其中因梦而遗精的称"梦遗"，无梦而遗精的，甚至清醒时精液流出的叫"滑精"。凡成年未婚男子，或婚后夫妻分居，长期无性生活者，1个月遗精1~2次属生理现象。如遗精次数过多，每周2次以上，或清醒时流精，并有头昏、精神委靡、腰腿酸软、失眠等症则属于病态。有梦而遗往往是清醒滑精的初起阶段，梦遗、滑精是遗精轻重不同的两种证候。需要指

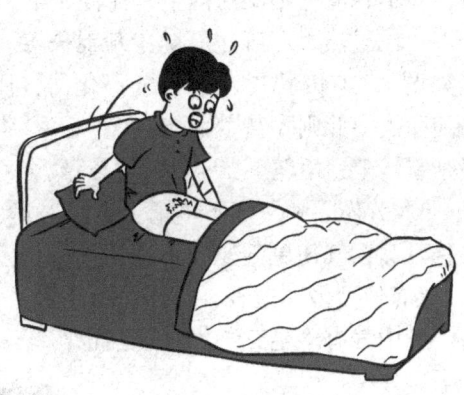

图159 遗精

出的是，遗精不是月经，所以遗精是没有规律可言的。以前有遗精，现在消失了，也是很正常的事情。尤其是男性进入中年，几乎就不再发生了。

16.1.2 病因病机

(1) 中医病因病机

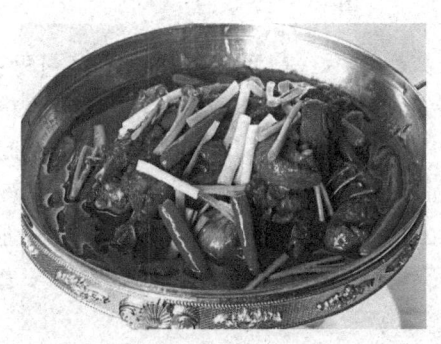

图160 饮食厚味

本病总由肾气不能固摄所致。然而肾气不固，多由情志失调引起，或与房劳过度、手淫、饮食失节、湿热下注等因素有关。

1) 君相火旺，心肾不交：凡人情志失调，劳神太过，意淫于外，心阴暗耗，心阳独亢，心火不能下交于肾，肾水不能上济于心，心肾不交，水亏火旺，扰动精室，发为遗精。《证治要诀·遗精》谓："有用心过度，心不摄肾，以致失精者。"

《折肱漫录·遗精》篇说:"梦遗之证,其因不同,……非必尽因色欲过度,以致滑泄。大半起于心肾不交,凡人用心太过则火亢于上,火亢则水不升而心肾不交。士子读书过劳,每有此病。"又心有妄想,情动于中,所欲不遂,心神不宁,君火偏亢,相火妄动,扰动精室,也可发为遗精。

另有年少气初盛,情动于中,或心有所慕,所欲不遂,或思慕色欲,皆令心生动神摇,扰精妄泄,正如清代尤怡《金匮翼·梦遗滑精》所说:"动于心者,神摇于上,则遗精于下也。"

2) 湿热下注,热扰精室:饮食不节,醇酒厚味(图160和图161),损伤脾胃,脾不升清,则湿浊内生,流注于下,蕴而生热;或蕴痰化火,湿热痰火流注于下;或湿热之邪流注肝脉,疏泄失度,发为遗精。《杂病源流犀烛·遗泄源说流》谓:"有因脾胃湿热,气不化清,而分注膀胱者,亦混浊稠厚,阴火一动,精随而出,此则不待梦而自遗者。……有因饮酒厚味太过,痰火为殃者。"《明医杂著·梦遗滑精》云:"梦遗滑精,……饮酒厚味,痰火湿热之人多有之。"

3) 劳伤心脾,气不摄精:素禀心脾亏虚,或劳心太过,或体劳太过,以致心脾亏虚,气伤更甚,气不摄精,发为遗精(图162)。《景岳全书·遗精》篇说:"有值劳倦即遗者,此筋力有不胜,肝脾之弱也","有因用心思索过度辄遗者,此中气有不足,心脾之虚陷也"。

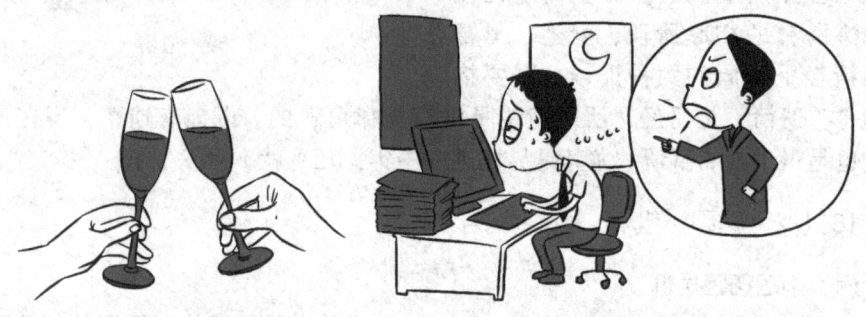

图161 饮酒过度　　　　　　　图162 劳累

4) 肾虚精脱,精关不固:先天不足,禀赋素亏;或青年早婚,房室过度;或少年无知,频犯手淫,导致肾精亏虚。若致肾气虚或肾阳虚,则下元虚惫,精关不固,而致滑精。故《景岳全书·遗精》说:"有素禀不足,而精易滑者,此先天元气之单薄也。"若肾阴亏虚,则阴虚而火旺,相火偏盛,扰动精室,精液自出,发为遗精。《医贯·梦遗并滑精论》说:"肾之阴虚则精不藏,肝之阳强则火不秘,以不秘之火,加临不藏之精,有不梦,梦即泄矣。"《证治要诀·遗精》谓:"有色欲太过,而滑泄不禁者。"

遗精的基本病理变化总属肾失封藏,精关不固。其病位在肾,与心、肝、脾三脏密切相关。肾为封藏之本，受五脏六腑之精而藏之，正常情况下肾精不会外泄。如肾脏自病，或其他因素影响肾之封藏功能，则精关不固，精液外泄，发生遗精。精之藏制虽在肾，但精之主宰则在心，心为君主之官，主神明，性欲之萌动，精液之蓄泄，无不听命于心，神安才可精固。若劳心过度，心有欲念，以致君火摇于上，心失主宰，则精自遗。肝肾内寄相火，相火因肾精的涵育而守卫听命，其系上属于心。若君火妄动，相火随之而应之，势必影响肾之封藏。故君相火旺，或心、肝、肾阴虚火旺，皆可扰动精室而成遗泄。脾主运化，为气血生化之源，水谷入胃，脾气散精，下归于肾，则为肾中所藏精髓。若久嗜醇酒厚味，脾胃湿热内生，下扰精室，则迫精外泄；亦或劳倦思虑，脾气下陷，气不摄精而成遗精。

（2）西医病因病机

引起遗精主要是皮质中枢，脊髓中枢的功能紊乱，以及因生殖系统某些疾病所致。

1）精神因素：由于性的要求过分强烈不能克制，特别是在睡眠前思淫引起性兴奋，长时间使性活动中枢神经受到刺激而造成遗精（如经常读淫书、淫画，导致性冲动发生遗精）。

2）体质虚弱：各脏器的功能不够健全，如大脑皮质功能不全，失去对低级性中枢的控制，而勃起中枢和射精中枢的兴奋性增强，也会发生遗精。

3）局部病变：性器官或泌尿系统的局部病变，如包茎、包皮过长（图163），尿道炎、前列腺炎等，这些病变可以刺激性器官而发生遗精。

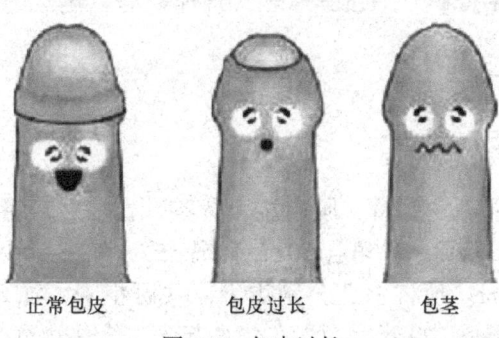

正常包皮　　　包皮过长　　　包茎

图163　包皮过长

16.1.3　临床表现

1）已婚男子不因性生活而排泄精液，每周1次以上；或未婚成年男子频繁发生精液遗泄，每周多于2次，并伴有其他不适者。

2）常见伴随症状有头昏、耳鸣、健忘、心悸、失眠、腰酸、精神委靡等。

16.1.4 临床诊断

(1) 中医诊断

1）男子梦中遗精，每周 2 次以上；或清醒时，不因性生活而排泄精液者。
2）常伴有头昏、精神委靡、腰腿酸软、失眠等症。
3）本病常有恣情纵欲、情志内伤、久嗜醇酒厚味等病史。

(2) 西医诊断

1）体格检查有无包茎、包皮过长、包皮垢刺激。
2）直肠指诊、前列腺 B 超、前列腺液常规检查有助于前列腺疾病的诊断。
3）精液抗原检查可帮助发现精囊炎。

16.2 药枕技术在遗精中的应用

16.2.1 技术一

填充药物 黄连 500g，丹皮 500g，肉桂 300g，生地 300g，磁石 500g，龙骨 500g，细辛 150g。将上药一起烘干，共研粗末状，装入枕芯，做成药枕，使病人随时枕于头项之下。

治疗原则 交通心肾，泄热安神。

主治 君相火动，心肾不交之遗精：少寐多梦，梦而遗精，阳事易举，心中烦热，头晕目眩，神疲乏力，心悸气短，善惊易恐，健忘，口干咽燥，舌红少苔，脉细数。

来源 《本草纲目》。

16.2.2 技术二

填充药物 柴胡、龙胆草、胆南星、黄芩、青皮、芦荟、黄连、细辛、大黄、青黛、木通、石菖蒲、皂角各 50g，全蝎 15g，陈小粉炒黑 150g，竹沥、青鱼胆汁、姜汁各 50ml。现将上药分别烘干，共研粗末，加入竹沥、青鱼胆汁、姜汁搅拌均匀，令晒干，打碎后用纱布包裹起来，缝住边缝，制成薄型的枕芯，置于普通枕头的上面使用。

治疗原则 清热利湿，化浊止遗。

主治 湿热下注之遗精：遗精时作，小便热赤浑浊而有余沥，不畅，口苦而腻，口干，心烦不寐，口舌生疮，大便稀溏不爽，或者脘闷恶心，舌质红，苔黄腻，脉滑数。

16.2.3 技术三

填充药物 生白术300g,生黄芪500g,党参150g,蒲黄200g,五灵脂100g,土鳖虫50g。将上药一起烘干,粉碎成粗末,混合均匀后用纱布包裹起来,缝住边缝,制成薄型的枕芯,置于普通枕头的上面使用。

治疗原则 调补心脾,益气摄精。

主治 劳伤心脾型遗精:劳则遗精,失眠健忘,心悸不宁,面色萎黄,神疲乏力气短,纳差便溏,舌质淡苔薄,脉弱。

16.2.4 技术四

填充药物 五味子1000g,米壳100g,当归300g,熟地500g,巴戟天500g,仙灵脾500g,仙茅400g,硫黄200g,乌梅500g。将上药分别烘干,研成粗末,混匀,装入枕芯,制成药枕。令病人睡卧时枕之。若病人畏惧药枕气味大而呼吸困难者,减少硫黄用量。

治疗原则 补肾固精。

主治 肾虚滑脱,精关不固型遗精:多为无梦而遗,甚则滑泄不禁,腰酸耳鸣,头晕目眩,五心烦热,潮热盗汗,颧赤发落,牙齿松动,舌质红少苔,脉细数。

16.3 按语

16.3.1 疾病预防

1)注意精神调养,排除杂念。
2)丰富文体活动,适当参加体力劳动或运动(图164)。
3)注意生活起居,节制性欲,戒除手淫。
4)晚餐不宜过饱,被褥不宜过厚,内裤不宜过紧(图165)。
5)少食辛辣刺激性食物,如烟、酒、咖啡等。

16.3.2 纠正传统观念

遗精不会影响生育
男性精子的数量和质量由睾丸和先天的基因决定,所以说自慰、遗精都不会影响生育能力。遗精是无性

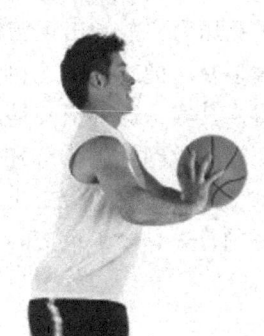

图164 体力运动

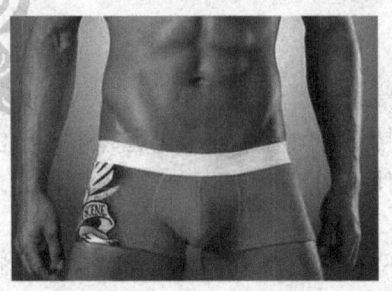

图165 内裤不宜过紧

交活动时的射精，约80%的未婚青年男子都有这种现象，发生于睡眠状态时的遗精称为梦遗；发生在清醒状态时，一般叫做滑精。健康青壮年在没有正常性生活时，2周左右遗精1次应认为是正常的，但应注意有时自称遗精的男子，实际上只是在性兴奋时出现的尿道分泌，无性兴奋的前列腺液溢出，这是正常的生理现象，而不是遗精。真正的病态性遗精是指一周数次或一夜数次遗精，清醒状态下因性意念发生遗精，或有正常性生活的情况下仍然经常遗精。

偶尔遗精对生育没有什么影响，若频繁遗精并伴有阳痿或早泄者，常因精液质量下降或性功能障碍而造成不育。

造成遗精的原因主要是大脑皮质的抑制过程减弱，性中枢兴奋性增强，在遇到有关性方面的刺激时，常可出现遗精；内裤过紧、包皮垢刺激等可导致反射性遗精；包皮龟头炎、尿道、前列腺、精囊等部位的炎症等均可能出现遗精，但大多数是由于缺乏性知识，观看黄色书刊、录像等造成阴茎勃起并射精。

民间有一种错误的观念，认为"一滴精，一滴血"，视精液为体内的"真精"和"元气"，认为遗精可使健康受到严重损害，从而形成很大的精神负担和思想压力，故常出现精神委靡、神经衰弱、极易疲乏、虚弱无力、腰酸腿软、失眠多梦、健忘等一系列精神症状，甚至造成性欲减退、早泄、阳痿等性功能障碍。其实，这种担心是没有任何根据的，观念也是错误和非常有害的，精液本身由精子及副性腺的分泌物构成，其物质基础与身体其他成分相似，主要成分是水，并含有少量蛋白质、脂肪和糖类，每次遗出的精液量也只有3～4ml，因此损伤的营养是微不足道的，不会损害健康。

17 肥胖

17.1 概述

17.1.1 概念

肥胖是由于多种原因而导致人体内膏脂堆积过多,体重异常增加,并伴有头晕乏力、少动气短、神疲懒言等症状的一类病证(图166)。

现代医学认为肥胖是指一定程度的明显超重与脂肪层过厚,是体内脂肪,尤其是三酰甘油积聚过多而导致的一种状态。它不是指单纯的体重增加,而是体内脂肪组织积蓄过剩的状态。由于食物摄入过多或机体代谢的改变而导致体内脂肪积聚过多造成体重过度增长并引起人体病理、生理改变或潜伏。

原发性与家庭、个人生活习惯社会经济发展文化背景等环境有关以及不良的饮食习惯运动不足。

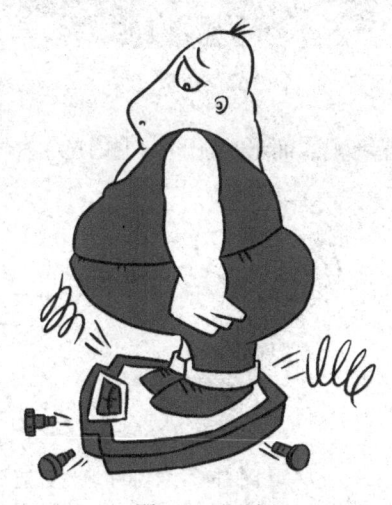

图166 肥胖

男女体脂肪占有率多少有些差别,但大体上为20%左右。体内脂肪有多少,也就是说体脂肪占有率=脂肪质量/体重。一般青春期(12岁)男孩和女孩体脂肪占有率大体为20%,到18岁男性下降至15%,女性上升至20%以上。18岁以上男女都呈上升趋势。正常体脂肪占有率男性为15%~20%,女性为20%~25%。如从20%增加到25%~30%时,就是肥胖。

17.1.2 病因病机

(1) 中医病因病机

1) 饮食失节:暴饮暴食,食量过大,或过食肥甘,长期饮食不节,一方面可致水谷精微在人体内堆积成为膏脂,形成肥胖;另一方面还可损伤脾胃,不能正常布散水谷精微及运化水湿,从而导致湿浊内生,酝酿成痰,痰湿聚集体内,使人体臃肿肥胖(图167)。

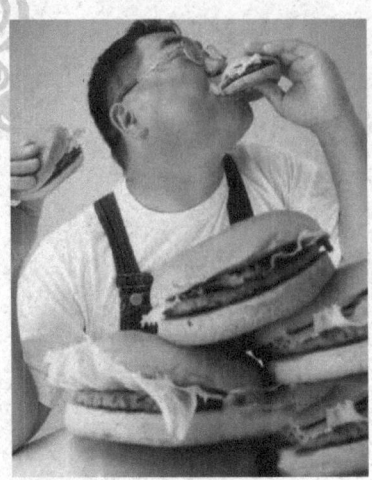

图167 食量过大

2）劳逸失宜：长期喜卧好坐，身体缺乏体育运动，则导致气血运行不畅，脾胃呆滞，运化失司，进入人体的水谷精微失于输布，化为膏脂痰浊，聚集于肌肤、脏腑、经络，从而导致肥胖的产生（图168）。《吕氏春秋·尽数篇》曰："形不动则精不流，精不流则气郁。"妇女同志在妊娠期或者产后由于营养过多，但活动减少，非常容易发生肥胖。

3）先天禀赋：早在数千年前的《黄帝内经》中就认识到肥胖与人的体质有关，现代已明确认识到，肥胖的发生有明显的家族聚集性。阳热体质，胃热偏盛者，食欲亢进，进食量过大，脾胃运化不及，可导致膏脂痰湿堆积，而形成肥胖（图169）。

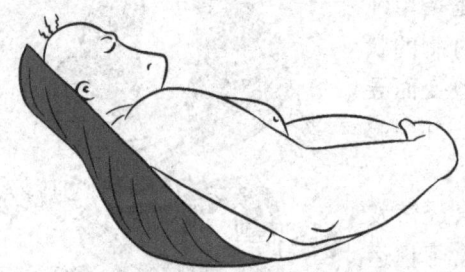

图168 喜卧好坐易致肥胖

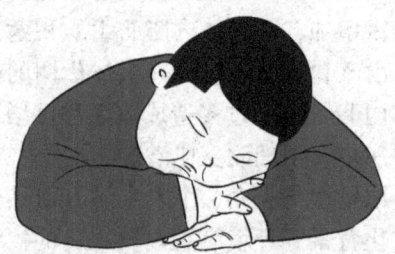

图169 先天肥胖

4）年老体弱：相关资料显示，肥胖的发生与人的年龄有关，人到40岁以后肥胖者明显增高。这是由于中年以后，人体的各种功能由盛转衰，同样，脾胃的运化功能减退，加之人们食用过量的肥甘之品，脾胃运化不及，聚湿生痰，或者肾中阳气虚衰，不能化气行水，从而酿生水湿痰浊，并且聚集于人体之内，故而引发肥胖。

5）七情内伤：影响五脏六腑功能，也可导致肥胖的发生。思虑过度损伤人体的脾脏，脾脏受伤不能正常化生精血，输布人体之精微，充养周身，则水谷变生膏脂痰湿，蓄于肌肤，发为肥胖；恐伤肾，肾伤化气行水失职，助脾健运不利，可致湿浊内生，溢于肌肤，引起肥胖；郁怒伤肝，肝气郁滞而使肝胆失于舒畅，不仅影响脾之健运，气机的升降转输，而且胆不能正常输布胆汁，净浊化脂，则痰湿浊之内聚而形成肥胖。

(2) 西医病因病机

1) 饮食因素：人们的饮食习惯及饮食的质量对肥胖的发生有着极其重要的影响。临床上认为一般进食甜食、大量油脂、高热量饮食，平时爱吃零食，以及经常喜欢大量饮用啤酒的人，非常容易引起肥胖。此外，饭后喜欢静卧，平时喜欢细软食物而不愿意吃含纤维素的食物，也都容易发生肥胖。相关研究表明，短时间内进食大量食物时，容易引起肥胖。

2) 运动因素：在现代科技高度发展的前提下，人们生活水平不断提高，各式各样的交通工具已融入到人们的日常生活中，出门有车开，吃饭到饭馆，洗衣用洗衣机等，人们的体力活动大大减少，而在生活水平提高的同时，能量的供给量却增加了，导致摄取与消耗失去了平衡，肥胖的发生也就会相应地增加。肥胖导致日常的活动越趋缓慢、慵懒，更再次减低热量的消耗，导致恶性循环，助长肥胖的发生（图170）。

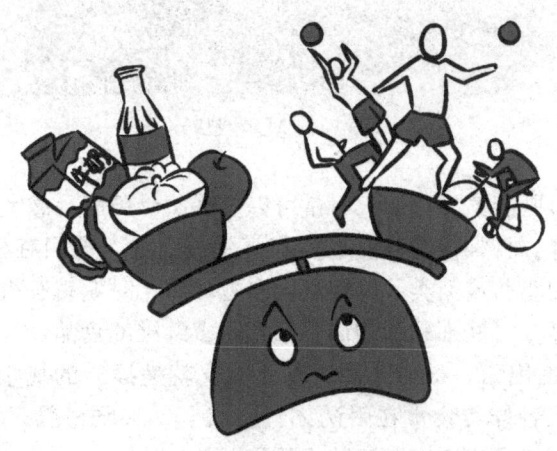

图170 饮食和运动不平衡

现代生活中人们对儿童肥胖问题关注程度日益增加，相关资料显示，在肥胖儿中有76%~88%属于不活泼的儿童类型。

3) 精神因素：对肥胖的发生具有重要作用。在正常情况下，一个快乐的人，常常食欲良好，吃饭常常觉得胃口很好，吃得多，身体也变得偏胖。相反，一个整天愁眉苦脸的人，往往吃不下饭，睡不好觉，身体就会逐渐消瘦。虽然吃得多不一定就肥胖，但吃得多却是肥胖的一个重要因素。也有另一种情况，为了解除心情上的烦恼、情绪上的不稳定，不少人也是用"吃"来作发泄。这都是引起饮食过量而导致肥胖的原因。

4) 遗传因素：大多认定为"多因子遗传"，父母的体质遗传给子女时，并不是由一个遗传因子，而是由多数的遗传因子来决定子女的体质，所以称为多因子遗传，例如，非胰岛素依赖型糖尿病、肥胖，就属于这类遗传。美国学者在肥胖的遗传因素中发现，如果父母双亲体重正常，其子女肥胖的发病率在10%以下；如果父母中有一人肥胖，则子女有40%~50%肥胖的概率，如果父母双方皆肥胖，子女可能肥胖的概率升高至70%~80%。但临床上真正因为"多因子遗传"的例子并不多见，遗传了父母"错误的饮食习惯"，而导致肥胖的例子，则屡见不鲜（图171）。

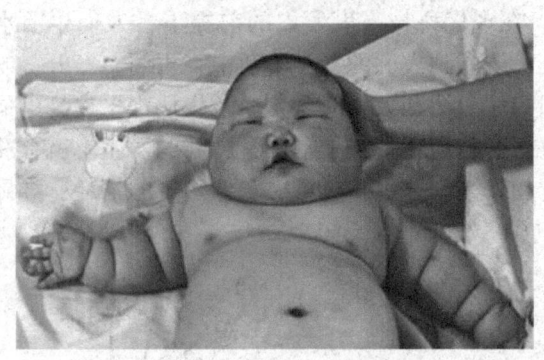

图171　遗传性肥胖

研究表明，有肥胖家族史的人，常可以发现父母肥胖，患者本人及其同胞兄弟姐妹往往也肥胖，且常伴有高脂血症和高蛋白血症。他们有相近的生活习惯，即喜欢进食较多的脂肪或糖类。这些人大多数自童年时期就有很好的胃口，喜好吃甜食和油腻食品，喜好细软食物而不愿意吃多纤维的食品。

5）社会环境的因素：很多人都有着"能吃就是福"的观念，现今社会，食物种类繁多，各式各样美食常在引诱你，再加上"大吃一顿"几乎成为了一种普遍的娱乐，这当然成为造成肥胖的主要原因。

6）食物神经调节中枢障碍：当人体内食物调节中枢发生障碍时，往往会引起人体肥胖。已知人类与多种动物的下丘脑中存在着两对与摄食行为有关的神经核，一对为腹对侧核，又称为饱中枢；另一对为腹外侧核，又称为饥中枢。饱中枢兴奋时有饱感而拒食，破坏时则食欲大增；饥中枢兴奋时食欲旺盛，破坏时则厌食拒食，两者相互调节，相互制约，在生理条件下处于动态平衡状态，使食欲调节于正常范围而维持正常体重。当人体下丘脑发生病变时，不论属炎症的后遗症（如脑膜炎与脑炎后）、创伤、肿瘤及其他病理变化时，如腹内侧核破坏，则腹外侧核功能相对亢进而贪食无厌，引起肥胖；反之，当腹外侧核破坏，则腹内侧核功能相对亢进而厌食，引起消瘦。另外，该区与更高级神经组织有着密切的解剖联系，后者对摄食中枢也可进行一定程度的调控。下丘脑处血脑屏障作用相对薄弱，这一解剖上的特点使血液中多种生物活性因子易于向该处移行，从而对摄食行为产生影响,这些因子包括游离脂肪酸、葡萄糖、去甲肾上腺素、胰岛素、多巴胺、5-羟色胺等,此外,精神因素常影响食欲,食饵中枢的功能受制于精神状态,当精神过度紧张而交感神经兴奋或肾上腺素能神经受刺激时(尤其是α受体占优势),食欲受抑制;当迷走神经兴奋而胰岛素分泌增多时,食欲常亢进,腹内侧核为交感神经中枢,腹外侧核为副交感神经中枢,两者在本症发病机制中起重要作用。

7) 高胰岛素血症:近年来临床上高胰岛素血症在肥胖发病中的作用引人注目,肥胖常与高胰岛素血症并存,但一般认为系高胰岛素血症引起肥胖,高胰岛素血症性肥胖者的胰岛素释放约为正常人的 3 倍(图 172)。

胰岛素有显著的促进脂肪蓄积作用,有人认为,胰岛素可作为总体脂量的一个指标,并在一定意义上可作为肥胖的监测因子,更有人认为,血浆胰岛素浓度与总体脂量呈显著的正相关。在临床上还常看到胰岛 B 细胞瘤的病人,因胰岛素分泌过多,发生低血糖,日常生活中病人得依靠进食含糖的食物来防治低血糖的发生,长此以往就会变得肥胖起来。可见胰岛素分泌过多,导致脂肪合成过剩,终至诱发肥胖。

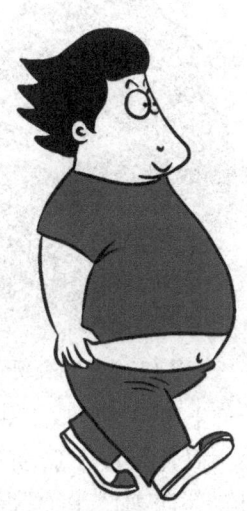

图 172 肥胖的危害

8) 褐色脂肪组织异常:褐色脂肪组织是最近几年才被发现的一种脂肪组织,与主要分布于皮下及内脏周围的白色脂肪组织相对应,褐色脂肪组织分布范围有限,仅分布于颈背部、肩胛间、腋窝部、纵隔及肾周围,其组织外观呈浅褐色,细胞体积变化相对较小。

白色脂肪组织是一种储能形式,机体将过剩的能量以中性脂肪形式储藏于间,机体需能时,脂肪细胞内中性脂肪水解动用,白色脂肪细胞体积随释能和储能变化较大。褐色脂肪组织在功能上是一种产热器官,即当机体摄食或受寒冷刺激时,褐色脂肪细胞内脂肪燃烧,从而决定机体的能量代谢水平,以上两种情况分别称之为摄食诱导产热和寒冷诱导产热。当然,此特殊蛋白质的功能又受多种因素的影响,由此可见,褐色脂肪组织这一产热组织直接参与体内热量的总调节,将体内多余热量向体外散发,使机体能量代谢趋于平衡。

9) 其他:进食过多可通过对小肠的刺激产生过多的肠抑胃肽,肠抑胃肽刺激胰岛 B 细胞释放胰岛素,在垂体功能低下,特别是生长激素减少,促性腺及促甲状腺激素减少引起的性腺、甲状腺功能低下可发生特殊类型的肥胖症,可能与脂肪动员减少,合成相对增多有关。临床上肥胖以女性为多,特别是经产妇或经绝期或口服女性避孕药者易发生，提示雌激素与脂肪合成代谢有关，肾上腺皮质功能亢进时，皮质醇分泌增多，促进糖原异生，血糖增高，刺激胰岛素分泌增多，于是脂肪合成增多，而皮质醇促进脂肪分解。

17.1.3 临床表现

(1) 一般表现

肥胖可见于任何年龄，幼年型者自幼肥胖；成年型者多起病于 20~25 岁；但临床以 40~50 岁的中壮年女性为多，60~70 岁以上的老年人亦不少见，约 1/2 成年肥胖者有幼年肥胖史，一般呈体重缓慢增加（女性分娩后除外），短时间内体重迅速地增加，应考虑继发性肥胖。男性脂肪分布以颈项部、躯干部和头部为主，而女性则以腹部、下腹部、胸部乳房及臀部为主（图173）。

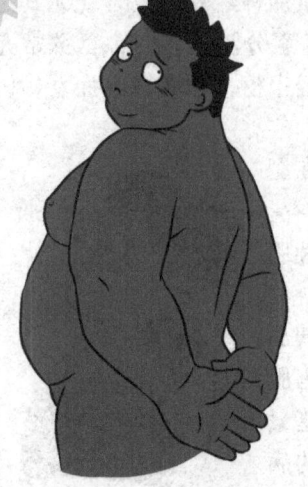

图 173　肥胖表现

肥胖者的外观特征：身材外型显得矮胖，浑圆，脸部上窄下宽，双下颏，颈粗短，向后仰头枕部皮褶明显增厚，胸圆，肋间隙不显，双乳因皮下脂肪厚而增大，站立时腹部向前凸出而高于胸部平面，脐孔深凹，短时间明显肥胖者在下腹部两侧，双大腿和上臂内侧上部和臀部外侧可见紫纹或白纹，儿童肥胖者外生殖器埋于会阴皮下脂肪中而使阴茎显得细小而短，手指、足趾粗短，手背因脂肪增厚而使掌指关节突出处皮肤凹陷，骨突不明显（图174）。

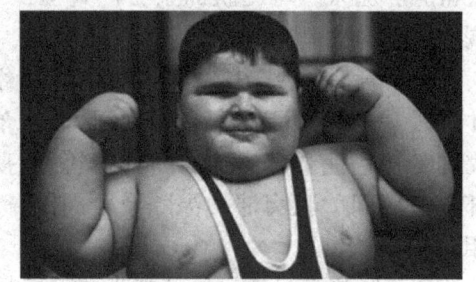

图 174　肥胖者的外观

轻至中度原发性肥胖可无任何自觉症状，重度肥胖者则多有怕热，活动能力降低，甚至活动时有轻度气促，睡眠时打鼾，可有高血压病、糖尿病、痛风等临床表现。

(2) 心血管系统

一般肥胖症的初期或者轻者自觉症状并不明显，但是当肥胖发展到一定程度时，就会出现不同程度的症状，如脉搏加快、心悸、心律失常等。这种情况主要是由于体内脂肪组织增多导致血液循环范围扩大，从而加重了左心室的负荷。因此肥胖可对人体心脏产生不良的影响。

肥胖患者并发冠心病、高血压病的概率明显高于非肥胖者，其发生率一般是非肥胖者的5~10倍，尤其腰臀比值高的中心型肥胖患者，肥胖可致心脏肥大，后壁和室间隔增厚，心脏肥厚同时伴血容量、细胞内和细胞间液增加，心室舒张末压、肺动脉压和肺毛细血管楔压均增高，部分肥胖者存在左心室功能受损和肥胖性心肌病变，肥胖患者猝死发生率明显升高，可能与心肌的肥厚、心脏传导系统的脂肪浸润造成的心律失常及心脏缺血有关，高血压病在肥胖患者中非常常见，也是加重心、肾病变的主要危险因素，体重减轻后血压会有所恢复。

(3) 呼吸功能改变

肥胖患者常有呼吸频率增快，甚至呼吸困难、端坐呼吸等表现。其肺活量降低，且肺的顺应性下降，可导致多种肺功能异常，如肥胖性低换气综合征，临床以肥胖、嗜睡、肺泡性低换气症为特征，常伴有阻塞性睡眠呼吸困难，严重者可致肺心综合征。由于腹腔和胸壁脂肪组织堆积增厚，膈肌升高而降低肺活量，肺通气不良，引起活动后呼吸困难，严重者可导致低氧、发绀、高碳酸血症，甚至出现肺动脉高压导致心力衰竭；此外，重度肥胖者尚可引起睡眠窒息，偶见猝死的报道。

(4) 内分泌系统的糖、脂代谢

肥胖者的空腹血糖、餐后血糖常高于正常值，总脂、胆固醇、三酰甘油及游离脂肪酸常增高。会出现高三酰甘油血症、高胆固醇血症和低高密度脂蛋白胆固醇血症等，糖代谢紊乱表现为糖耐量的异常甚至出现临床糖尿病，体重超过正常范围20%者，糖尿病的发生率增加1倍以上，当BMI>35时，死亡率比正常体重者几乎增至8倍，中心型肥胖显著增加患糖尿病的危险度。

(5) 肌肉骨骼皮肤

最常见的是骨关节炎，由于长期负重，使关节软骨面结构发生改变，膝关节的病变最多见，肥胖患者中大约有10%合并有高尿酸血症，容易发生痛风；肥胖者皮脂腺分泌功能亢进，皮肤汗多，易患皮疹、湿疹、疮疖等。

(6) 消化系统

肥胖患者一般食欲亢进，饥饿感较强，易患胃酸低下性胃炎、便秘痔疮等。

(7) 泌尿及生殖系统

肥胖患者易患肾结石，生殖功能减退，男性可出现阳痿、不育、类无睾丸、性欲减退等；女性多有闭经、不孕，伴有多囊卵巢者，有经少、闭

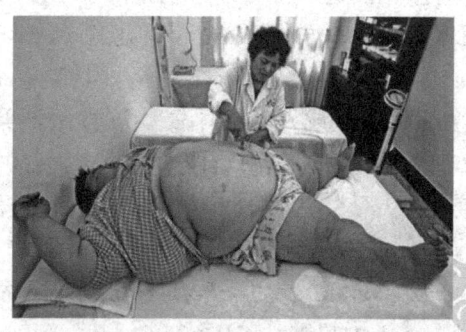

图175 肥胖兼症

经、多毛、男性化等综合征及乳房异常肥大（图175）。

(8) 其他

肥胖者嘌呤代谢异常，血浆尿酸增加，使痛风的发病率明显高于正常人，伴冠心病者有心绞痛发作史，肥胖者血清总胆固醇、三酰甘油、低密度脂蛋白胆固醇常升高，高密度脂蛋白胆固醇降低，易导致动脉粥样硬化，由于静脉循环障碍，易发生下肢静脉曲张，栓塞性静脉炎，静脉血栓形成，患者皮肤上可有淡紫纹或白纹，分布于臀外侧、大腿内侧、膝关节、下腹部等处，皱褶处易磨损，引起皮炎、皮癣，乃至擦烂，平时汗多怕热，抵抗力较低而易感染。

17.1.4 临床诊断

(1) 中医诊断

1) 体重超出标准体重。标准体重（kg）= 0.9 × [身高（cm）-100]。(Broca标准体重) 20%以上，或体重质量指数 [体重质量指数=体重（kg）÷身高的平方（m²）] 超过24为肥胖，排除肌肉发达或水分潴留因素，即可诊断本病。

2) 初期轻度肥胖仅体重增加20%～30%，常无自觉症状。中重度肥胖常见伴随症状，如少气懒言、神疲乏力、气短气喘、腹大胀满等症状。

(2) 西医诊断

1) 诊断方法：临床上所讲的肥胖度=（实际体重-标准体重）÷标准体重×100%。肥胖度在±10%之内，称之为正常适中；肥胖度超过10%，称之为超重；肥胖度超过20%～30%，称之为轻度肥胖；肥胖度超过30%～50%，称之为中度肥胖；肥胖度超过50%以上，称之为重度肥胖；肥胖度小于-10%，称之为偏瘦；肥胖度小于-20%，称之为消瘦。

人类的体重有一定的标准，并且与人的年龄、性别、身高等因素有关，因而标准体重也因上述因素的变化而不同，以下是计算标准体重的一些常用方法：①儿童标准体重计算方法：1～6个月儿童（g）= 出生时体重 + 月龄×600；7～12个月儿童（g）= 出生时体重 + 6×600 +（月龄-6）×500；1岁以上儿童（kg）= 8 + 年龄（岁）×2。②成人标准体重计算方法：男性（kg）= 身高（cm）-100-（身高-150）÷4；女性（kg）= 身高（cm）-100-（身高-150）÷2。③老年人标准体重计算方法：男性（kg）= 0.646-5×身高（cm）-48.68；女性（kg）= 0.559×身高（cm）-33.34。④体重指数计算法：体重指数（BMI）= 体重（kg）÷身高的平方（m²）；男性：BMI≥25且<27为超重；BMI≥27为肥胖；女性：BMI≥23且<25为超重；BMI≥25为肥胖。

2) 鉴别诊断：①单纯性肥胖：单纯性肥胖患者食欲较好，糖耐量轻度降低，血脂可偏高，其脂肪分布为普遍性。少数患者可有与皮质醇增多症相似的表现，如合并高血压。糖耐量低下、闭经或月经少、痤疮、多毛、皮肤条纹等。然而单纯性肥胖没有向心性肥胖、皮肤菲薄、多血质及紫斑、典型紫纹等表现；小剂量的地塞米松试验阴性，血中皮质醇不高；X线检查蝶鞍不增大，且无明显骨质疏松。据此可与皮质醇增多症区别。②皮质醇增多症性肥胖：皮质醇增多症性肥胖呈向心性肥胖，即面部、颈胸部、腹部等处明显肥胖，而四肢相对细小，伴有皮肤紫纹、毛发增多、闭经、高血压等病症。检查病人尿17-羟类固醇增高，血皮质醇含量甚高，地塞米松试验阳性。③甲状腺功能减退性肥胖：甲状腺功能减退性肥胖并非真正的肥胖，而主要是由于人体黏液性水肿呈现的肥胖。其主要特点是：代谢率偏低，血中甲状腺素含量降低，血清蛋白结合碘降低，甲状腺吸碘率下降，血清T_3与T_4均降低，而胆固醇与三酰甘油则增高。④水钠潴留性肥胖：水钠潴留性肥胖的特点是没有明显的内分泌功能紊乱，患者常在午后到傍晚这段时间呈现明显的下肢浮肿，劳累或者于运动后水肿加重，休息与平卧后减轻。由于水肿而常伴有头痛、易怒、忧郁等症状。此类肥胖在中年妇女或更年期妇女较为常见，而男性较少见，其肥胖分布不均，常伴有水肿。其脂肪主要分布在腹部、臀部及胸部。⑤下丘脑综合征伴垂体前叶功能低下性肥胖：临床上怀疑是此类肥胖应检查患者蝶鞍、视野、视力及内分泌靶腺等功能而加以鉴别。如果怀疑是肿瘤或者是空泡蝶鞍而不易鉴别，尚需做CT等检查以明确诊断。

17.2 药枕技术在肥胖中的应用

17.2.1 技术一

填充药物 普洱茶（图176）200g，泽泻500g，山楂500g，白芥子200g，昆布200g，杉脂100g，半夏200g，陈皮200g，月见草300g。将上药分别晒干，共研细末，装入枕芯，做成药枕，使病人随时枕于头项之下。

治疗原则 燥湿化痰，理气消痞。

主治 痰湿内盛型肥胖：形盛体胖，身体重着，肢体困倦，胸膈痞满，痰涎壅盛，头晕目眩，口干而不欲饮，嗜食肥甘醇酒，神疲嗜卧。舌苔白腻，或白滑，脉滑。

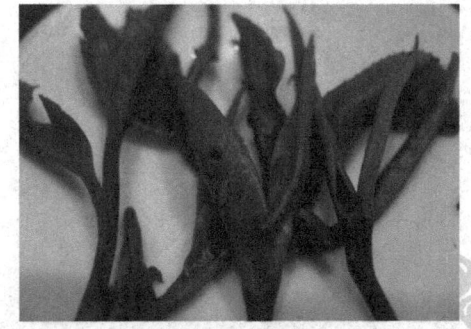

图176 普洱茶

17.2.2 技术二

填充药物 白芥子1000g，皂角100g，郁金200g，石菖蒲200g，辛夷150g，半夏500g，陈皮500g，旋覆花200g，冰片10g。上药除冰片外，一起烘干，研成粗末，兑入冰片，混合均匀后用纱布包裹起来，缝住边缝，制成薄型的枕芯，置于普通枕头的上面使用。枕后病人痰多，鼓励病人咯痰。

治疗原则 化痰开窍。

主治 痰浊阻窍型肥胖：形盛体胖，身体重着，痰涎壅盛，头晕目眩，口干而不欲饮，嗜食肥甘醇酒。舌苔白腻，或白滑，脉滑。

17.2.3 技术三

填充药物 藿香50g，甘松200g，黄连（图177）150g，栀子100g，石菖蒲200g，生白术200g，通草300g。将上药一起烘干，粉碎成粗末，混合均匀后用纱布包裹起来，缝住边缝，制成薄型的枕芯，置于普通枕头的上面使用。

治疗原则 清胃泻火，化痰燥湿。

主治 胃热滞脾型肥胖：多食，消谷善饥，形体肥胖，脘腹胀满，面色红润，心烦头昏，口干口苦，胃脘灼痛，嘈杂，得食则缓，舌质红苔黄腻，脉弦滑。

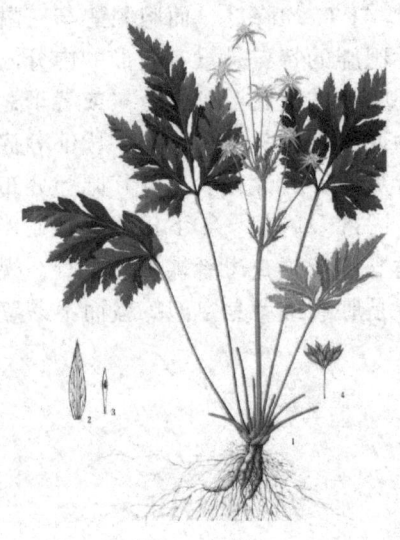

图177 黄连

18 少白发

18.1 概述

18.1.1 概念

少白发及"少白头",是指青少年生长过程中头发过早变白,头发呈花白色,根源是头发髓质和皮质内部黑色素颗粒减少或被空气填空的缘故。一般情况下,毛乳头内有极其丰富的血管,为毛乳头、毛球部提供丰富的营养,黑色素颗粒就会顺利合成。当黑色素颗粒在毛乳头、毛球部的形成出现障碍,或虽然形成,但由于某种因素,不能运送其到达毛发中去,从而出现毛发髓质、皮质部分的黑色素颗粒减少、消失时,就会形成白发。在医学上又分为青少年白发与中年须发早白。一般情况下人从35岁开始,毛发色素细胞开始逐渐衰退。而部分人20来岁开始头发就提前变白了,医学上称少

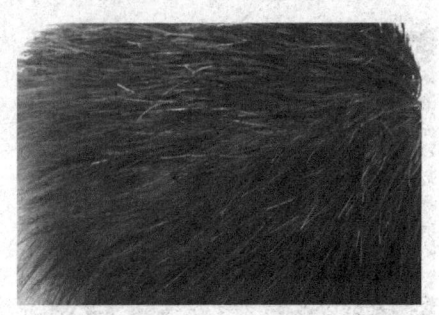

图178 少白发

年白发,俗称"少白头"。青少年白发的症状可见白发散在于全头各处,而中年须发早白的典型症状是白发首先发生在两侧鬓角,逐渐向头顶蔓延(图178)。

18.1.2 病因病机

(1) 中医病因病机

传统中医对白发有清楚的论断。血热、肾气虚弱、气血衰弱都是造成白发的原因。中医理论将青、赤、黄、白、黑五色分别归属于肝、心、脾、肺、肾五脏,各主其色,称为"常色",即健康的颜色。头发"生于肾,如以缟裹紫","肾为牝藏(注:即属阴),其色黑","黑欲如重漆色,不欲如地苍"。《黄帝内经》中的论述清楚指出,正常的头发颜色应该是乌黑带有光泽,而不是枯黄无光,认为乌黑有光泽是肾脏精气旺盛、气血充盈、荣华于外的征象。

中医理论认为"肝主藏血,发为血之余","肾主骨生髓,其华在发","心主血脉","肺主皮毛","脾为气血生化之源"。头发的营养来源于血,如果头发变白或脱落,多半是因为肝血不足,肾气虚弱。也就是说头发的生长和色泽变

化，与五脏六腑的功能盛衰、阳气精血的温煦濡养息息相关。

因此，中医的治疗方法是补肝血、补肾气。若脏腑功能旺盛，阳气精血充盈，毛发得到充分濡养则黑润秀美，不易脱失。相反，若先天不足，后天失养，脏腑功能虚弱，气血阴阳亏虚，无以充养毛发则白发早生，稀疏易折。而其中与脾、肾、肝的关系更为密切。凡先天不足、肾精亏虚、髓少失充者，或性情急躁、血热偏盛、伤阴耗血者，或忧愁思虑、脾失健运、气血乏源者，或劳神过度、失眠多梦、肝血暗耗者，皆可伤及五脏，虚损气血，使毛发失养而早白。

(2) 西医病因病机

西医病因：西医将少白发称为早老性白发病，白发使头发全部或部分变白，是一种儿童及青年时期白发性疾病，其病因十分复杂，共有两大类型，一种属先天性少白头，另一种属后天性少白头（图179）。在后天性少白头中有许多是伴随某种疾病发生的，有些则是由于精神过度紧张和营养不良所致。

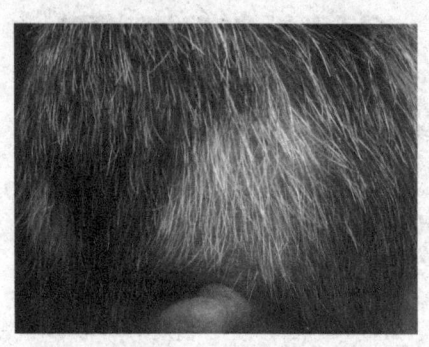

图179 后天性少白头

后天性白发有老年性白发和少年白发两种。引起的原因很多：①营养不良，如缺乏蛋白质、维生素以及某些微量元素（如铜）等，都会使头发变白；②某些慢性消耗性疾病如结核病等，因造成营养缺乏，头发也比一般人的要白得早些；③一些长期发热的病人，头发会黄脆甚至变白脱落；④有的内分泌疾病，如脑垂体或甲状腺疾患，可影响色素细胞产生色素颗粒的能力而导致头发过早变白；⑤脑炎、神经系统病变等也可使头发变白；⑥白化病病人的皮肤、头发、眉毛都是白的；⑦皮肤变白的疾病，如"白癜风"发生在头皮上，头发也会变白；⑧还有人认为，用脑越多，头发白得越早；⑨有些年青人在短时间内，头发大量变白，则与过度焦虑、悲伤等严重精神创伤或精神过度疲劳有关。

有的年迈体弱而白发很少，少年白发发生于儿童及青少年，常有家族史，除白发增多外，不影响身体健康。至于先天性早老性白发病大都是由于遗传造成的，如遗性早老病、布科综合征、沃登伯格综合征往往有家庭内数代遗传的历史，遗传性缺陷、白化病亦属先天性遗传病。除获得性异常为后天性局部皮肤病经数月和数年多数可恢复正常外，这些早老性白发病的病因都是由于遗传基因突变导致机体酪氨酸代谢途径全部（如白化病）或局部受阻所致。

儿童及青年中如果发现少白头应及早到医院进行检查，确诊其发病病因后，只要将病因根除，是可以治好少白头的。

现代医学认为，头发的颜色是由头发髓质中所含黑色素颗粒的多少决定的，色素颗粒来自于毛发乳头部的色素细胞，色素细胞产生色素的多少，与遗传及神经、内分泌、血液循环和营养有着密切的联系。临床研究证实：长期缺乏维生素 B_1、B_2、B_6 和 A 等，可使毛发色素颗粒变少；而某些微量元素的失调，如铜少、镍等也可使毛发变白；头皮局部血液循环障碍，使毛乳头营养提供减少，影响色素细胞合成色素颗粒，从而使毛发变白；某些慢性疾病，如恶性肿瘤、结核、胃肠道疾病等长时间消耗，造成体质衰弱、营养缺乏，使头发得不到充足的营养供给而容易变白；体内出现内分泌失调，如胸腺素水平下降、性腺功能减退等因素也是使头发早白的诱因之一；近年来研究发现，动脉硬化、冠状动脉供血不足以及糖尿病等容易造成患者头发过早变白；现代医学研究证实，忧愁、紧张、焦虑等往往是白发的重要诱因。

青少年白发的常见病因有用脑过度、心神扰动、应激反应等所致血中蕴热，以及缺乏维生素 B 族元素等。①用脑过度：研究发现，脑力劳动者长期处于高压状态，精神高度紧张，无暇顾及锻炼身体，加上饮食的不均衡、不良的生活习惯等，因而易于过早出现白发。②精神因素：如果一个人长期抑郁寡欢，心境不佳或精神高度紧张，操劳过度，精神紧张、忧愁伤感、焦虑不安、恐慌惊吓等都是造成少白头的原因。现代医学认为，不良的精神因素，会造成供应毛发营养的血管发生痉挛，使毛乳头、毛球部的色素细胞分泌黑色素的功能发生障碍，影响黑色素颗粒的形成和运送。俗语说"笑一笑十年少，愁一愁白了头"，历史上伍子胥过昭关一夜间须发皆白的故事，鲜明地说明了精神因素是造成白发的重要原因。③营养失调：毛发是皮肤的附属器，它同身体其他各部位的器官、组织一样，需要充足的营养。实验证明，黑鼠如果持续进食缺乏叶酸、泛酸、维生素等的食物，鼠毛便会变成灰白色。另外，头发色素颗粒的颜色，往往和它含的金属有关。黑头发中的色素颗粒含有铜、钴、铁等元素，假如缺少这些元素，往往出现白发。据医学临床观察证明，如果身体长期缺乏蛋白质、植物油、维生素 B_1、维生素 B_2、维生素 B_6，也会导致头发由黑变白。④患慢性疾病：疾病、药物和遗传等也是使头发变白的因素，某些人患有自主神经功能失调、脑垂体功能下降、甲状腺功能亢进等内分泌紊乱及内分泌障碍，结核、伤寒、恶性贫血等消耗性病症等，也会使头发变白。这是因为疾病破坏或干扰了毛乳头、毛球色素细胞的生长发育，使其失去分泌黑色素的功能，阻碍黑色素颗粒的形成。⑤遗传因素：少年白发也有一定的先天因素存在，如果父母或家族血统中有类似的情况发生，则晚辈可能会出现少年白发。

中年须发早白常见病因为精神紧张、情绪压抑、工作劳累、长期睡眠不足及思虑过度等。

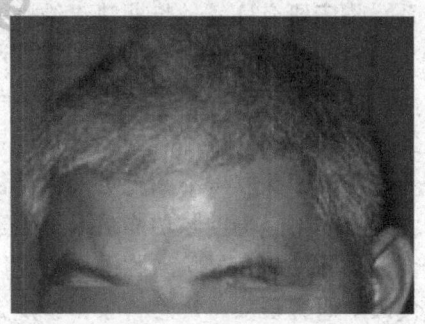

图 180　少白头临床表现

18.1.3　临床表现

1) 在青少年或青年时发病。

2) 最初头发有稀疏散在的少数白发,大多数首先出现在头皮的后部或顶部,夹杂在黑发中呈花白状(图180)。

3) 随后,白发可逐渐或突然增多,但不会全部变白。有部分人长时间内白发维持而不增加。

4) 一般无自觉症状。

5) 骤然发生者,可能与营养障碍有关。

6) 部分患者在诱发因素消除后,白发不知不觉中减少甚至消失。

7) 有些人连胡须都变白,中医称须发早白。

18.1.4　临床诊断

(1) 中医诊断

须发早白。

(2) 西医诊断

早老性白发病。

18.2　药枕技术在少白发中的应用

18.2.1　技术一

填充药物　当归、生地、熟地、川芎、白芍、何首乌(图181)、天冬、胡麻、知母、黄柏、山药、丹皮、泽泻、茯苓、山萸肉各等量。晒干,切碎成粗末状,装入枕芯,做成药枕,使病人随时枕于头项之下。

治疗原则　滋补肝肾,濡养肌肤。

主治　劳伤、情欲过度引起肝肾亏虚,毛发失养,则毛发花白。

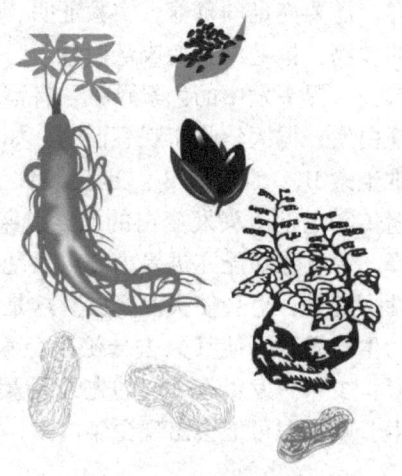

图 181　何首乌

18.2.2 技术二

填充药物 生地、丹皮（图182）、玄参、黄芩、赤芍、珍珠母、柴胡、栀子、升麻、紫草、菊花。上药中珍珠母、紫草、菊花可研成细末，用丝绸包成香囊，置于枕芯，做成药枕，使病人随时枕于头项之下。

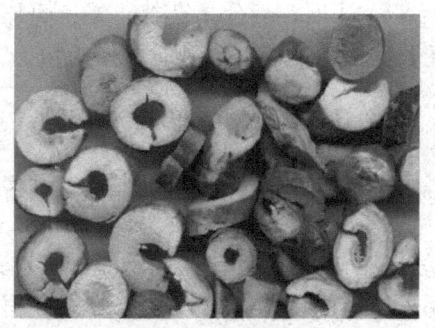

图182 丹皮

治疗原则 平肝，泻火，凉血。

主治 心甘火旺型少白发：久则血热生燥生风，毛发失养，干枯花白。

18.2.3 技术三

填充药物 茯苓、炒白术、薏苡仁（图183）、泽泻、砂仁、防己6g、当归20g、丹参30g、葛根30g、侧柏叶10g、赤芍15g、黄芩15g，烘干，可研成细末，用丝绸包成香囊，置于枕芯，做成药枕，使病人随时枕于头项之下。

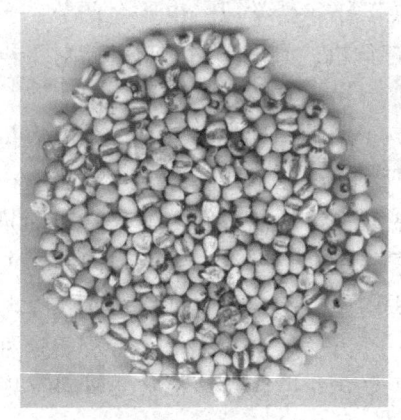

图183 薏苡仁

治疗原则 养心健脾，化湿清热。

主治 劳伤心脾型少白发：症见情绪抑郁则劳伤心脾，水湿运化失常；湿热内生，上蒸而致毛发失养、花白。

18.3 按语

18.3.1 注意事项

1）药枕的高度和形状，应符合颈椎生理曲度。一般来说，高度7～10cm，宽度12～15cm，长度则以超过自己肩宽10～15cm为佳。最好选用布纹致密（以防药粉漏出）、透气性好（便于药力透出）的布料，如灯芯绒制作枕套。枕芯内装入事先粉碎成粗末的中药，并酌情加入海绵等填充物，使质地柔软舒适。

2）使用药枕，睡姿随意，仰卧、侧卧均可。浴后、推拿按摩后枕用效果更佳。入睡前最好饮一杯温开水，以防芳香类中药耗伤阴液。

3）一般连续枕2～3周可见效，2个月为一个疗程。

4) 平时注意保持药枕干燥,每隔2~3周晾晒一小时,以防霉变。如使用时间长,药味变淡,需及时更换药物。

18.3.2 日常调理

别以为是小事情而拖延治疗白发最佳时机,否则延误病情可能造成恶性循环,产生更多的白发。药疗(药枕)、食疗和按摩对于青少年白发人群而言,都是切实可行、方便持久的治疗方法。其中,首乌、当归、黑芝麻、核桃等都是促黑发生成的良药,可以长期服用。同时,白发少年应尽量少吃动物类油脂和白糖。有些白发并不像我们想象的那样单纯,比较顽固,不管使用什么样的偏方均不见效,针对这类患者,必须加以药物治疗,且要对症下药,保健品和一些兼治少白发的化妆品是没效的。

1) 应该学会心理保健和调节方法。既要会工作、会学习,也要会调节、会娱乐,劳逸结合,力求保持心情舒畅,避免精神危机,心理上的相对平衡对于早生白发至关重要。

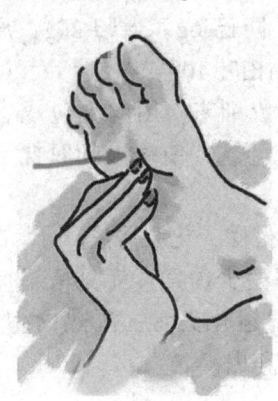

图184 穴位按摩

2) 坚持体育锻炼,增强体质。特别是经常对穴位进行按摩,能有效防治白发。药方网介绍一种防治白发的指压法。治疗白发的穴位在脚底的涌泉穴。涌泉代表肾经,位于脚底中央洼处(将脚趾用力向内弯曲时产生洼槽,然后用指压,感到痛之处既是),按摩时双脚每按压15次为一个疗程,每天做2个疗程。这种指压法治疗少白头并非立即见效,必须坚持练习(图185)。

3) 讲究饮食质量,多吃一些富含优质蛋白、微量元素和维生素的食物,可选择鲜鱼、牛奶、动物肝肾、黑芝麻、海藻类、新鲜蔬菜和水果等。

4) 在医生指导下酌情使用维生素、叶酸、中药何首乌、枸杞子、桑椹等药物,有助于防止或延缓白发的生成和发展。

出现少白发时应当保持情绪稳定,遇事心境平和,这是极其重要的方面,同时要少食糖类、盐类、鱼类。适量补充维生素和微量元素。多吃富含维生素B的食物和富含铁、铜、钴、碘和高蛋白的食物。近年来科学家研究发现,头发的色素颗粒中含有铜和铁的混合物,当黑色头发含镍量增多时,头发就会变成灰白色;金黄色的头发中含有钛;赤褐色的头发中含有钼;棕红色的头发中除含有铜外,还含有钛。由此可见,微量元素与头发的颜色有密切关系。为了防止少白头的过早出现,在饮食上应注意多摄入含铁和铜的食物。含铁多的食物有动物肝、蛋类、黑木耳（图185）、海带（图186）、大豆、芝麻酱等；含铜多的食物有动物肝、肾、虾蟹类、硬果类、杏铺干和干豆类等。要注意B族维生素的摄入，应增加这类食物的摄入，如谷类、豆类、干果类、动物肝、心、肾、奶类、蛋类和叶蔬菜等。

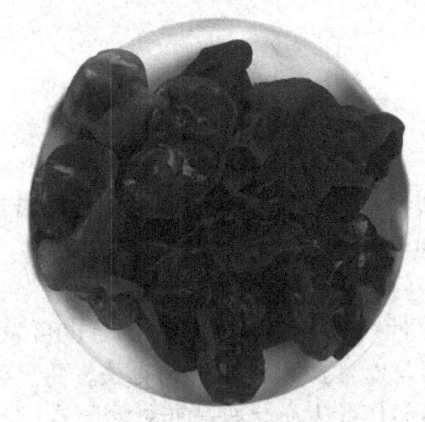

图185　黑木耳

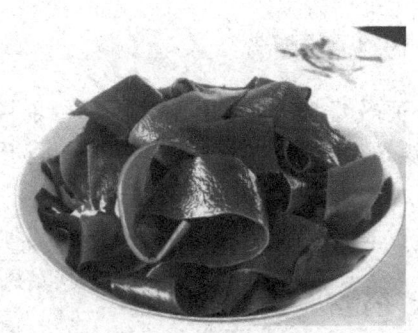

图186　海带

少白头患者还要注意多摄入富含酪氨酸的食物。黑色素的形成过程，是由酪氨酸酶氧化酪氨酸而成的。也就是说，黑色素形成的基础是酪氨酸，酪氨酸缺乏也会造成少白头。因此，应多摄入含酪氨酸丰富的食物，如鸡肉、瘦牛肉、瘦猪肉、兔肉、鱼及硬果类食物等。

总之，保持积极乐观的人生态度，有良好的精神状态是预防及治疗少白头的最关键因素。少白头的发生原因比较复杂，既与遗传性、体质性因素有关，又与后天的各种因素有关。

19 黄褐斑

19.1 概述

19.1.1 概念

黄褐斑是以面部出现黄褐色色素性斑片为特征的常见皮肤病。黄褐斑俗称"蝴蝶斑"也称"妊娠斑"。又有因肝病而起者,故俗称"肝斑",亦称"面尘"。相当于中医的黧黑斑。本病多发于妊娠期及中年妇女,或因肝病、结核病及其他慢性病而发生,口服避孕药也可发生。其发病多与女性激素代谢失调有关。而日光曝晒、精神创伤或劣质化妆品亦可诱发本病(图187)。

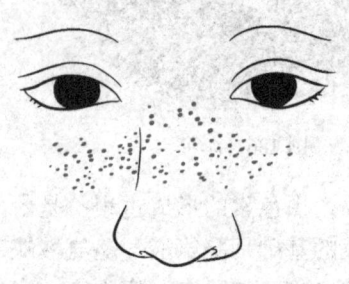

图187 黄褐斑

本病是以面部出现黄褐色色素性斑片为特征的常见皮肤病。其侵犯部位主要在面部,以颧、颊、鼻、前额、颏等为主,为边界不清的褐色或黑色的斑片,多称性分布。本病好发于娠期及中青年妇女,亦因肝病、结核病或其他慢性病而发生,口服避孕药亦可发生,其发病多与女性激素代谢失横有关,而日光曝晒、精神创伤或劣质化妆品亦可诱发本病。

19.1.2 病因病机

(1) 中医病因病机

黄褐斑本病多与肝、脾、肾三脏关系密切,以气血不能上荣于面为主要病机。患者常有肝郁、肝热与血瘀症状,有的病人则表现为脾虚湿蕴,脾虚失健,不能化生精微,气血两亏,肌肤失于荣养,湿热熏蒸而成;或肝肾不足,肾水不足,不能制火,虚热内蕴,郁结不散,阻于皮肤所致;肾阳虚寒,肝郁气滞,肝失条达,郁久化热,灼伤阴血,使血液瘀滞于颜面;或因肝病及脾,脾失健运,导致清阳不升,浊阴下降,痰湿内停,晦浊之气循经络而上熏于面;或因肝气郁结,郁而化火,火热灼津,热灼伤肾阴,精不化血,血不养肝,导致肝肾同病,血虚不荣,火燥结滞而发病。

(2) 西医病因病机

黄褐斑的发生多数与人体内分泌有关,特别是与女性的雌激素水平有着密切关系,月经不调、妊娠、口服避孕药或化验肝功能异常以及慢性肾病等都可能出现该病。近年来一些学者通过大量实验研究与临床观察发现本病的发生与微生态失衡、代谢异常相关,并且日晒和精神因素会促使本病加重。此外,劣质化妆品也是诱发因素之一(图188)。孕妇一般在妊娠3个月以后出现,大多数人在分娩后逐渐恢复正常。如果长期不消退,需进行治疗。

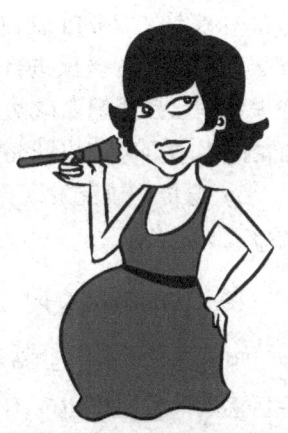

图188 劣质化妆品

1)内分泌因素:大量资料已证明,雌激素可诱发黑色素细胞分泌黑色素颗粒,孕激素能促进黑色素体的转运和增加黑色素量。垂体和卵巢激素引起皮肤的色素增加可能是通过刺激表皮中黑色素细胞的黑色素生成,在黄褐斑的发病机制中起作用,睡眠、情绪不佳者可使雄激素水平显著低下。女性黄褐斑患者的发病与内分泌功能紊乱、下丘脑-垂体-卵巢轴失衡有显著关系。在激素水平恢复后也不减退,认为部分黄褐斑患者面部黑色素细胞可能对激素变化高度敏感,只要雌激素/孕激素水平出现微小的变化就可以对敏感的黑色素细胞发生作用。

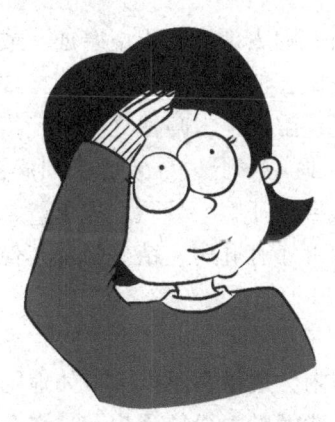

图189 日光照射

2)日光照射:可能是发生黄褐斑的重要因素,临床上患者经过过度光照射后黄褐斑几乎均加重,避免日晒则可使黄褐斑减轻乃至消退。长期紫外线照射可使黑色素细胞增殖,尤其在面颊部更为明显,这可能与阳光照射后维生素 D_3 参与有关。黑色素生成的过程是由光能转变成化学能的过程,它能作用于黑色素细胞,加速黑色素细胞的增生(图189)。

3)微生态失衡:皮肤正常菌群的改变可以使皮肤定植抗力(机体对外来菌在某部定居的阻抗力)降低,以及细菌之间的竞争性抑制作用和干扰现象减弱,因而使其他产色素的微球菌大量繁殖,并与表皮黏附、结合,它们产生的色素超过皮肤局部的自净能力而被皮肤吸收沉积于表皮内。这也可能是黄褐斑在春夏季色斑明显加深,而在冬季色斑明显减轻或消失的原因之一。

4)血清酶及微量元素:黄褐斑的发生与血液流变学改变关系密切,这可能与血中球蛋白、纤维蛋白原的增加有关。相关专家曾对黄褐斑患者血清中 Zn、Cu、Fe 和 Mg 的含量进行分析后，认为微量元素的改变与黄褐斑的发生可能有一定关系。已证明酪氨酸酶催化酪氨酸形成黑色素的能力与铜离子的数量成正比，血清酮水平升高使皮肤酪氨酸酶活性增强，色素沉着增加而发生黄褐斑。

5) 遗传：研究发现，30%~47% 的黄褐斑患者有家族史，所以说黄褐斑的发病可能与遗传有关。

19.1.3 临床表现

男女均可发生，以女性多见。如发生于孕妇，多开始于孕后 2~5 个月，分娩后逐渐消失，但也有不消退者。

对称发生于颜面，尤以两颊、额部、鼻、唇及颏等处为多见；皮损为淡褐色至深褐色、淡黑色斑片，大小不等，形状各异，孤立散在或融合成片，边缘较明显，一般多呈蝴蝶状。无自觉症状，慢性经过。

皮肤组织病理检查显示皮中色素过度沉着，真皮中噬黑素细胞也有较多的色素，基底细胞层色素颗粒增多。

19.1.4 临床诊断

(1) 中医诊断

黄褐斑患者常有肝郁、肝热与血瘀症状，有的病人则表现为脾胃虚寒证，或肾阳虚寒。肝郁气滞，肝失条达，郁久化热，灼伤阴血，使血液瘀滞于颜面；或因肝病及脾，脾失健运，导致清阳不升，浊阴下降，痰湿内停，晦浊之气循经络而上熏于面；或因肝郁化热，热灼肾阴，精不化血，血不养肝，导致肝肾同病，血虚不荣，火燥结滞而发病。其特点是对称分布，无自觉症状，日晒后加重。常发生于孕妇或经血不调的妇女、中年男子，部分患者可伴有肝病、结核病及其他慢性病，涂擦不适当的化妆品及日光照晒可加重。

(2) 西医诊断

皮损为淡褐色、深褐色或黑褐色斑片。其境界清晰，边缘常不整，形如地图或蝴蝶、对称分布于额、眉、颊、鼻、上唇等处，亦能使整个面部受累及。褐斑表面光滑，无鳞屑，无自觉症状。使用 Wood 氏灯检查，黄褐斑可见有表皮型、真皮型和混合型三种。组织病理检查见损害处，黑素细胞的黑素形成活跃，表现为基底层黑素增加，但无黑素细胞的增殖。真皮上部可见游离的黑素颗粒或被噬黑素细胞所吞噬，无炎症浸润。有时在血管和毛囊周围有少数淋巴细胞浸润。多发于 30 岁左右的已婚妇女，但未婚妇女和男性也可见。损害为淡褐到淡黑色斑片，不规则形，表面光滑，无炎症及脱屑，对称分布于面部。面中型最为常见，损害分布于颊、额、上唇、鼻和颏部。颧型损害累及颊和鼻部。下颌型损害累及下颌支部,局部无炎症及鳞屑,缺乏自觉症状,损害随季节、日晒、内分泌变化等因素而减轻或加重,但多经久不退呈慢性病程。

19.2 药枕技术在黄褐斑中的应用

19.2.1 技术一

填充药物 党参、黄芪、白术、淮山药、黄柏(图190)、黄芩、茯苓、泽泻、生薏米、六一散。上药快速烘干,共研成粗末,和匀,装入枕芯,制成药枕,置于普通枕头的上面使用。

治疗原则 清热化湿,健脾益气。

主治 面部色斑苍暗不泽,脘腹胀满,神疲乏力,四肢困重,便秘溲赤;舌淡苔薄,脉濡数。

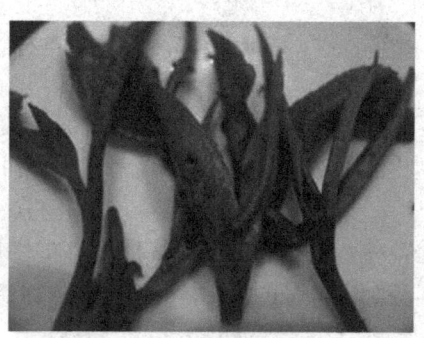

图190 黄柏

19.2.2 技术二

填充药物 生地黄、熟地黄、茯苓、当归、白芍、枸杞子、淮山药、山萸肉、牡丹皮、丹参、益母草、淫羊藿等。上药快速烘干,共研成粗末,和匀,装入枕芯,制成药枕,置于普通枕头的上面使用。

治疗原则 滋阴补肾,调和气血。

主治 面部色斑,斑色黄暗;头晕目眩,腰膝酸软,经行紊乱;舌红苔薄,脉弦细。

19.2.3 技术三

填充药物 柴胡、当归、白芍、栀子、郁金、香附(图191)、生地黄、牡丹皮、丹参、女贞子、菟丝子等。上药快速烘干,共研成粗末,和匀,装入枕芯,制成药枕,置于普通枕头的上面使用。

治疗原则 疏肝理气,调和气血。

主治 面部色斑,时深时淡,每随经临而加重;伴性情急躁,心烦不舒,喜叹息;舌红,苔薄,脉弦。

19.2.4 技术四

填充药物 熟地黄、当归、白芍、川芎、桃仁、红花等。胸胁胀痛者,加柴

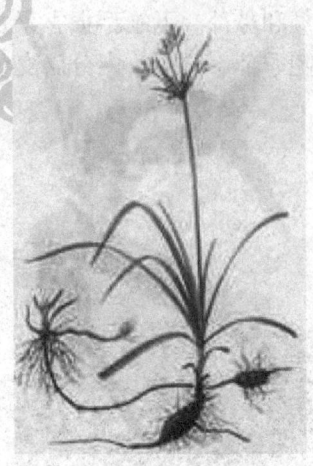

图191 香附

胡、郁金;痛经者,加香附、乌药、益母草;病程长者,加白僵蚕、白芷。上药快速烘干,共研成粗末,和匀,装入枕芯,制成药枕,置于普通枕头的上面使用。

治疗原则 疏肝理气,化瘀消斑。

主治 斑色灰褐或黑褐;伴有慢性肝病,或月经色暗有血块,或痛经;舌暗红有瘀斑,脉涩。

19.3 按语

疾病的预防

黄褐斑的治疗应注意避免下列能促进色素沉着的因素,如:①日晒或紫外线照射;②能导致炎症的各种刺激如搔抓等;③能提高局部皮肤温度的情况;④能提高血液中黑素细胞刺激激素水平的情况,如妊娠、紧张状态、服用促肾上腺皮质激素等。

20 颈椎病

20.1 概述

20.1.1 概念

颈椎病是指因颈椎间盘变性、颈椎骨质增生所引起的，以颈肩痛，放射到头枕部或上肢，甚重者出现双下肢痉挛，行走困难，以致四肢瘫痪为主要表现的综合征。少数有眩晕。此病多见于40岁以上患者（图192和图193）。

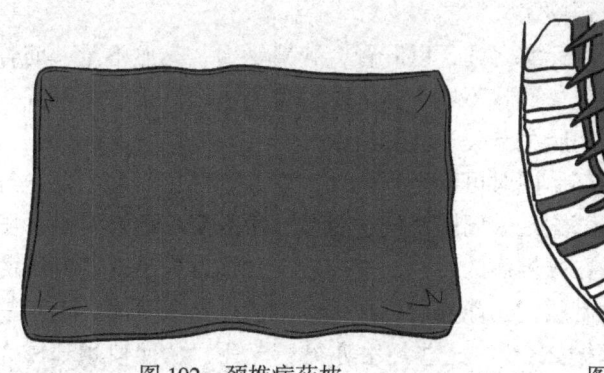

图192 颈椎病药枕　　　　图193 颈椎病

20.1.2 病因病机

(1) 中医的病因病机

《素问·调经论》指出："百病之生，皆有虚实。"颈椎病主要为年老体弱而元阴、元阳不足，筋骨之患迁延，或者外力致伤，精气不复，迁延劳损所致的退变性病症，主要发生年龄段在女子"六七"，男子"五八"前后，其时已"三阳脉衰于上"，"肾气衰"乃至"太冲脉衰少"、"督脉衰损"了，所以，从中医的病因病机上说，肾之精气不足也是颈椎病的一个重要原因。年高肝肾不足，筋骨懈惰，引起椎间盘退化，颈部韧带肥厚钙化、骨赘增生等病变影响到椎间孔变窄、神经根受压、脊髓和主要血管受压时，即逐渐出现颈椎病的各种症状。局部肢体产生慢性疲劳性损伤，导致气血失和，阳气虚衰不足，卫阳不固，腠理空疏，亦为风寒湿三气杂至，气血凝滞而为痹证的形成创造了致病基础。痹阻遂致气滞血瘀，血脉不通，久之失养，筋脉不荣亦加重了局部病症，形成痰瘀互结。

清代沈金鳌也总结"百疾之作，由于气血失常"。清代叶天士《临证指南医案》中有"平昔操持，有劳无逸，阳气大泄"之语，即属此类疾病。清代胡廷光在《伤科汇纂》中所说的"无形之伤"，也指此类证患。劳伤是劳损之渐。金代刘完素在《伤寒直格论方》指出："不因一时所伤而病，乃久以渐积，脏腑变动，久衰而病者，是曰因气变动也"，多伤及人身之气。因过度、长期的劳力，积渐而使体质衰弱，元气损伤，为虚证。元气虚损，可使经脉之气不及贯串，气血养筋之功，失其常度，故易见肩背酸痛、肢疲乏力、动作无力等症。《素问·宣明五气》说："五劳所伤，久视伤血，久卧伤气，久坐伤肉，久立伤骨，久行伤筋。"椎间盘、关节囊属于筋的范畴，外伤和劳损引起椎间盘、颈部关节囊、韧带的损伤，加速颈部的退行性变化，逐步产生症状；中老年体质逐渐虚弱，腠理疏松，气血不足，筋骨失于濡养，风寒湿邪侵袭，容易痹阻经络而肢体酸痛不仁。上述诸因素杂合而致颈椎病。

总之，颈椎病属于本虚标实之证，以肝肾、脾胃受损，气血不足，筋骨失养为本；风寒湿邪或痰瘀痹阻，经脉不通为标。本病发展由轻到重、由经到络，主要病机是气血痹阻不通，筋脉关节失于濡养所致。

颈椎病主要病位在颈部，同时可以迁延头部、四肢等部位。在颈部走行的这些经脉中，尤以循行于项部的足太阳膀胱经、督脉、手少阳三焦经及足少阳胆经等对颈椎病的影响最大。在颈椎病的发生、发展中，往往首先是这些经脉的功能失调，并由此进一步导致脏腑的功能障碍。根据经络的循行和分布，手足三阳都连系头部，故称"头为诸阳之会"，这些经络亦循行于颈，从而使颈部成为诸经的循行要道。头下肩上部位统称为颈，或指舌骨至胸骨体上缘的部位。手足阳明经、手少阴心经、手太阳小肠经、足少阴肾经、手足少阳经、足厥阴肝经、任脉、阴维脉、阴跷脉等行经颈部。肩上头下之后部为项部，即从枕骨到大椎之间。手足少阳经、足太阳膀胱经、督脉、阳维脉、阳跷脉等行经项部。柱骨为颈椎的统称，手阳明大肠经上出于柱骨之会上、督脉所过之处。

(2) 西医病因病理

1) 病因：颈椎病是中、老年人常见病、多发病之一。据统计，其发病率随年龄升高而升高。

在颈椎病的发生、发展中，慢性劳损是首要原因，长期的局部肌肉、韧带、关节囊的损伤，可以引起局部出血水肿，发生炎症改变，在病变的部位逐渐出现炎症机化，并形成骨质增生，影响局部的神经及血管。

外伤是颈椎病发生的直接因素。往往在外伤前人们已经有了不同程度的病变，使颈椎处于高度危险状态，外伤直接诱发症状发生。

不良的姿势是颈椎损伤的另外一大原因。长时间低头工作，躺在床上看电视、看书，喜欢高枕，长时间操作计算机，剧烈地旋转颈部或头部，在行驶的车上睡觉，这些不良的姿势均会使颈部肌肉处于长期的疲劳状态，容易发生损伤（图194）。

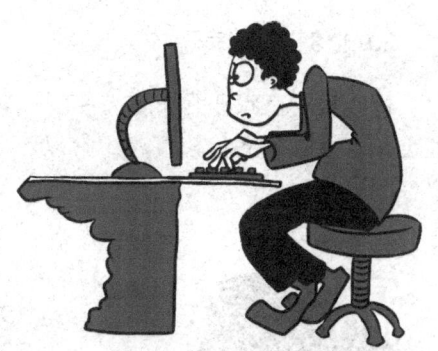

图194　不良姿势

颈椎的发育不良或缺陷也是颈椎病发生不可忽视的原因之一，亚洲人种相对于欧美人来说椎管容积更小，更容易发生脊髓受压，产生症状。在单侧椎动脉缺如的患者，椎动脉型颈椎病的发生率几乎100%，差别的只是症状出现早晚的问题。另外，颅底凹陷、先天性融椎、根管狭窄、小椎管等均是先天发育异常，也是本病发生的重要原因。

2）病理：颈椎病的基本病理变化之一是椎间盘的退行性变。颈椎间盘运动范围较大，容易受到过多的细微创伤和劳损。其主要病理改变是，早期为颈椎间盘的脱水，髓核的含水量减少和纤维环的纤维肿胀，继而发生变性，甚至破裂。颈椎间盘变性后，耐压性能及耐牵拉性能减低。可以发生局限性或广泛性向四周隆突，使椎间盘间隙变窄、关节突重叠、错位，以及椎间孔的纵径变小。

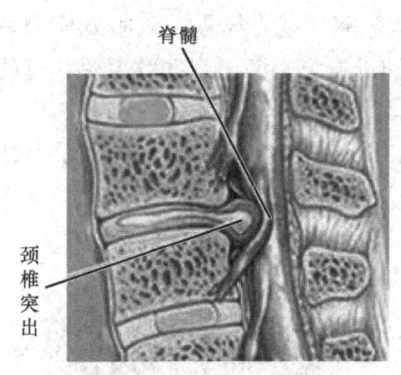

图195　脊椎突出

椎间盘退变常会引起继发性的椎间不稳定，椎体间的活动度加大和使椎体有轻度滑脱，继而出现后方小关节、钩椎关节和椎板的骨质增生，黄韧带和项韧带变性，软骨化和骨化等改变。而在椎体与突出的椎间盘及韧带组织之间形成的间隙，由于有组织液积聚，再加上微细损伤所形起的出血，使这种血性液体发生机化然后钙化、骨化，于是形成了骨赘（图195）。

椎体前后韧带的松弛，又使颈椎不稳定，更增加了受创伤的机会，使骨赘逐渐增大。骨赘连同膨出的纤维环，后纵韧带和由于创伤反应所引起的水肿或纤维瘢痕组织，在相当于椎间盘部位形成一个突向椎管内的混合物，对颈神经或脊髓产生压迫作用。钩椎关节的骨赘可从前向后突入椎间孔压迫神经根及椎动脉。

20.1.3 临床表现

颈椎病的症状非常丰富，多样而复杂，多数患者开始症状较轻，在以后逐渐加重，也有部分症状较重者。常以一个类型为主合并有其他几个类型一起，称为混合型颈椎病。

主要症状：

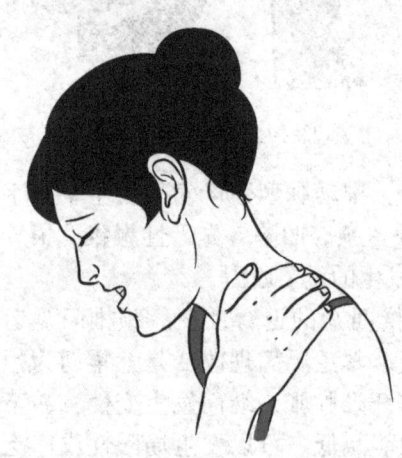

图196 放射性颈肩酸痛

1）颈肩酸痛可放射至头枕部和上肢（图196）。

2）一侧肩背部沉重感，上肢无力，手指发麻，肢体皮肤感觉减退，手握物无力，有时不自觉地握物落地。

3）其严重的典型表现是：下肢无力，行走不稳，双脚麻木，行走时如踏棉花的感觉。

4）最严重者甚至出现大、小便失控，性功能障碍，甚至四肢瘫痪。

5）常伴有头颈肩背手臂酸痛，颈脖子僵硬，活动受限。

6）有的伴有头晕，房屋旋转，重者伴有恶心呕吐，卧床不起，少数可有眩晕，猝倒。

7）当颈椎病累及交感神经时可出现头晕、头痛、视力模糊、双眼发胀、发干、双眼张不开、耳鸣、耳堵、平衡失调、心动过速、心慌、胸部紧束感，有的甚至出现胃肠胀气等症状，也有吞咽困难、发音困难等症状。

多数起病时轻且不被人们所重视，多数能自行恢复，时轻时重，只有当症状继续加重而不能逆转，影响工作和生活时才引起重视。如果疾病久治不愈，会引起心理伤害，产生失眠、烦躁、发怒、焦虑、忧郁等症状。

20.1.4 好发群体

（1）长时间低头看书、坐办公室人员

长期保持头颈部处于单一姿势位置，导致局部过度活动，损伤局部椎间盘、韧带等，易发生颈椎病（图197）。

（2）头颈部外伤人员

头颈部外伤并不直接引起颈椎病，但却

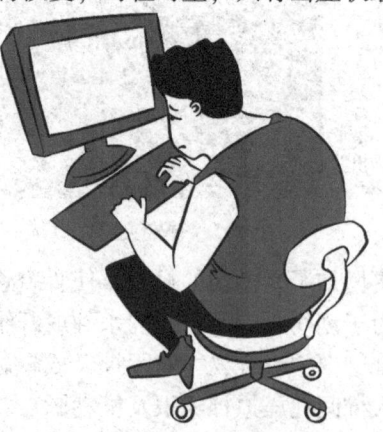

图197 颈椎病发病人群

往往是颈椎病产生症状的加重因素,一些病人因颈椎骨质增生、颈椎间盘膨出、椎管内软组织病变等造成颈椎管处于狭窄临界状态中,外加颈部外伤常诱发症状的产生,甚至瘫痪发生。在不适当的颈部按摩也常有瘫痪发生的报道。

(3) 不良姿势

如躺在床上看电视、看书、高枕、坐位睡觉等;卧车上睡觉,睡着时肌肉保护作用差,刹车时易出现颈部损伤。

(4) 颈椎结构的发育不良

先天性小椎管也是发病基础。

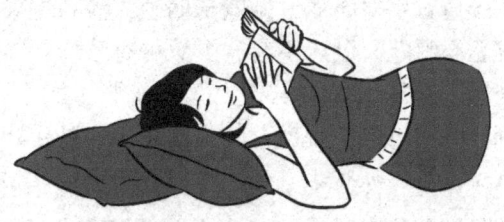

图198 躺着看书

颈椎中央椎管、神经根管狭小者颈椎病的发病率比正常人高1倍。

20.1.5 疾病分类

(1) 神经根型

颈椎间盘退行性改变或骨质增生的刺激,压迫脊神经根,引起上肢的感觉、运动功能障碍,常表现为一侧上肢节段的运动障碍或感觉麻木。

(2) 脊髓型

颈椎间盘突出、韧带肥厚骨化或者其他原因造成颈椎椎管狭窄,脊髓受压和缺血,引起脊髓传导功能障碍者。有的以上肢开始发病,向下肢发展;有的以下肢开始发病,向上肢发展。主要表现为走路不稳、四肢麻木、大小便困难等。

(3) 椎动脉型

由于钩椎关节退行性改变的刺激,压迫椎动脉,造成椎基底动脉供血不全者,常伴有头晕、黑矇等症状,与颈部旋转有关。

(4) 交感神经型

颈椎间盘退行性改变的刺激,压迫颈部交感神经纤维,引起一系列反射性症状者,临床上比较少见,而且常与心血管疾病、内分泌疾病等混杂在一起,难以鉴别。

(5) 其他型

本病其他型指食管压迫型,吞咽有异物感,临床上非常罕见。

20.1.6 临床诊断

(1) 中医诊断

1) 病人有慢性劳损、外伤、不良姿势等病史。

2) 有典型的临床症状:颈肩酸痛可放射至头枕部和上肢;一侧肩背部沉重

感，上肢无力，手指发麻，肢体皮肤感觉减退，手握物无力，有时不自觉地握物落地；其严重的典型表现是：下肢无力，行走不稳，双脚麻木，行走时如踏棉花的感觉；最严重者甚至出现大、小便失控，性功能障碍，甚至四肢瘫痪；常伴有头颈肩背手臂酸痛，颈脖子僵硬，活动受限；有的伴有头晕、房屋旋转，重者伴有恶心呕吐、卧床不起，少数可有眩晕、猝倒；当颈椎病累及交感神经时可出现头晕、头痛、视力模糊、双眼发胀、发干、双眼张不开、耳鸣、耳堵、平衡失调、心动过速、心慌、胸部紧束感，甚至出现胃肠胀气等症状，也有吞咽困难、发音困难等症状。

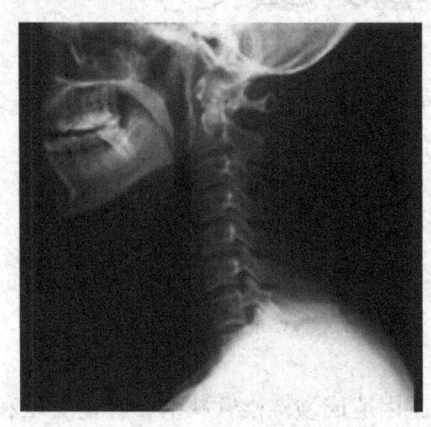

图 199　颈椎 X 线片

（2）西医诊断

1）颈椎 X 线片：常表现为颈椎正常生理曲度消失或反张，椎间隙狭窄，椎管狭窄，椎体后缘骨赘形成，在颈椎的过伸过屈位片上还可以观察到颈椎节段性不稳定（图 199）。

2）颈椎 CT：可更清晰地观察到颈椎的增生钙化情况，对于椎管狭窄、椎体后缘骨赘形成具有明确的诊断价值。

3）颈椎 MRI：可以清晰地观察到椎间盘突出压迫脊髓，常规作为术前影像学检查的证据用以明确手术的节段及切除范围。

4）椎-基底动脉多普勒：用于检测椎动脉血流的情况，也可以观察椎动脉的走行，对于眩晕以主要症状的患者来说鉴别价值较高。

20.2　药枕技术在颈椎病中的应用

20.2.1　技术一

填充药物　威灵仙、羌活、独活、制川乌、制草乌、葛根、防风、细辛、桂枝、冰片各等量各 100g，作为药枕。

治疗原则　温经活血，祛寒除湿，通络止痛。

主治　寒湿阻络型：头痛或后枕部疼痛，颈项僵硬，转侧不利，一侧或双侧肩臂及手指酸胀痛麻，畏寒喜热。

20.2.2　技术二

填充药物　乳香（图 200）、没药、川芎、红花、玫瑰花、血竭、麝香、冰片、元胡索各 100g。上药中乳香、没药、麝香、冰片、血竭可研成细末，用丝绸包成香囊，置于枕芯。

治疗原则 活血化瘀，通络止痛。

主治 气滞血瘀型：头痛、眩晕、颈部酸痛或刺痛。

20.2.3 技术三

填充药物 野菊花、白芍、仙茅、仙灵脾、薄荷、决明子、乌药、杜仲、肉桂、补骨脂（图 201）、磁石各 100g，作为枕芯。

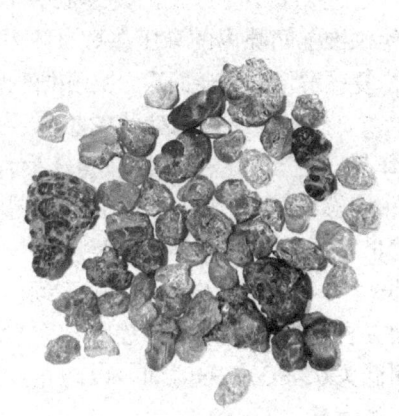

图 200 乳香

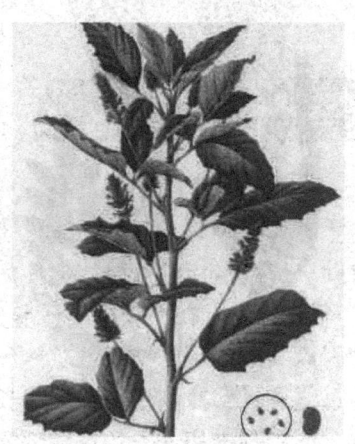

图 201 补骨脂

治疗原则 补益肝肾，强筋壮骨。

主治 肝肾不足型：颈项疼痛，腰背酸软，一侧肢体或四肢酸麻胀痛，夜尿增多。

20.3 按语

20.3.1 疾病的预防

1）树立正确的心态，掌握用科学的手段防治疾病，配合医生治疗，减少复发。

2）加强颈肩部肌肉的锻炼，在工作空闲时，做头及双上肢的前屈、后伸及旋转运动，既可缓解疲劳，又能使肌肉发达，韧度增强，从而有利于颈段脊柱的稳定性，增强颈肩顺应颈部突然变化的能力。

3）纠正不良姿势和习惯，避免高枕睡眠，不要偏头耸肩，谈话、看书时要正面注视。要保持脊柱的正直。

4）注意颈肩部保暖，避免头颈负重物，避免过度疲劳，坐车时不要打瞌睡。

5）及早彻底治疗颈肩、背软组织劳损，防止其发展为颈椎病。

6）劳动或走路时要避免挫伤，避免急刹车时头颈受伤，避免跌倒。

20.3.2 工作中颈椎病的注意事项

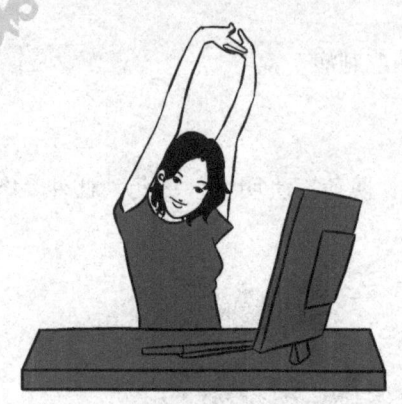

图202 活动头部

1）颈椎病患者需定时改变头颈部体位，注意休息，劳逸结合。抬起头并向四周各方向适当地轻轻活动颈部，不要老是让颈椎处于弯曲状态（图202）。伏案工作不宜一次持续很长时间，超过2个小时以上的持续低头工作，则难以使颈椎椎间隙内的高压在短时间内得到有效的恢复缓解，这样会加重加快颈椎的退变。

2）已经有颈椎病症状的患者，应当减少工作量，适当休息。症状较重、发作频繁者，应当停止工作，绝对休息，而且，最好能够卧床休息。这样在颈椎病的治疗期间，有助于提高治疗的效果，促使病情早日缓解，机体早日康复。

3）颈椎病患者在工作中应该避免长时间吹空调、电风扇。由于颈椎病的发病是多种因素共同作用的结果，寒冷和潮湿容易加重颈椎病的症状。应当尽量减少在气温过低或者寒冷潮湿的条件下长期低头伏案工作的时间，以防止颈椎病症状的出现，或者颈椎病诱发颈肩背部酸痛的症状。

4）颈椎病患者应当避免参加重体力劳动、提取重物等，平常应当注意保护颈部，防止其受伤。上肢应该避免提取重物，当上肢提重物时，力量可以经过悬吊上肢的肌肉传递到颈椎，从而使颈椎受到牵拉，增加了颈椎之间的相互压力。颈椎病患者在参加重体力劳动后症状有可能会加重。